蕭夏博士
生理時鐘基因療法

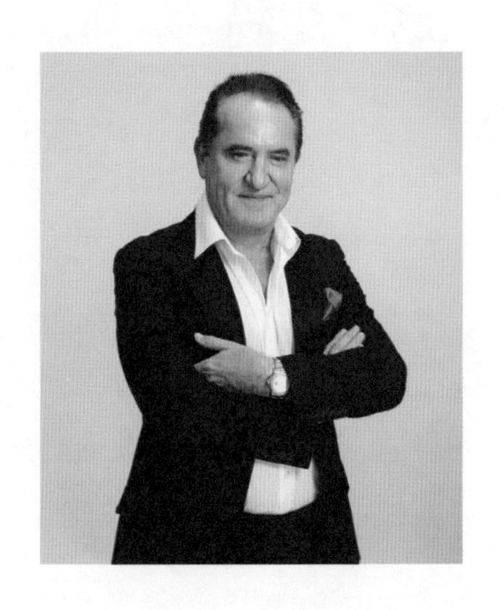

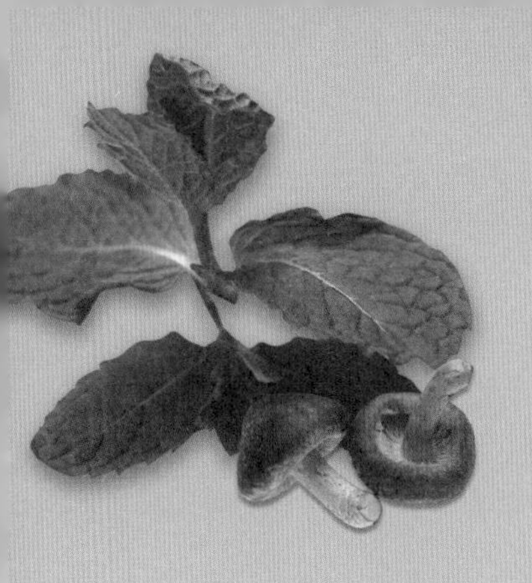

目錄

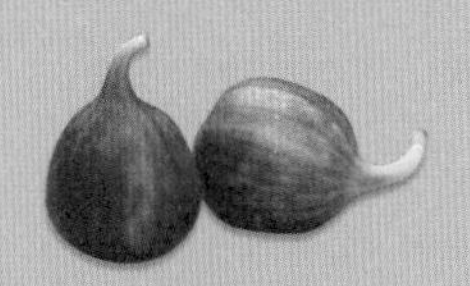

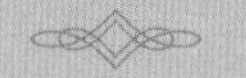

Contents

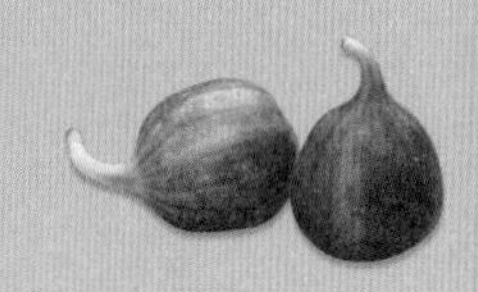

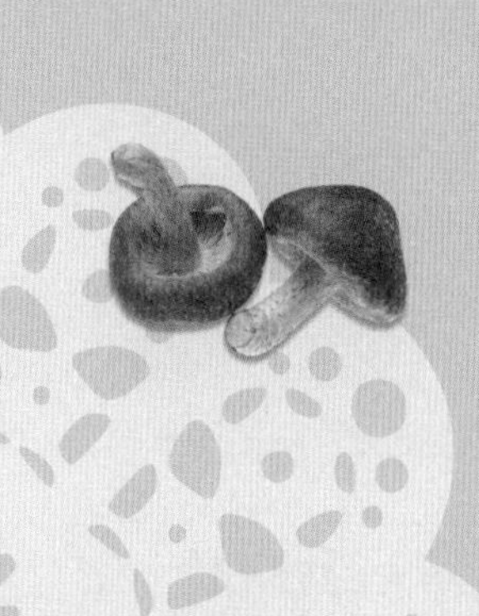

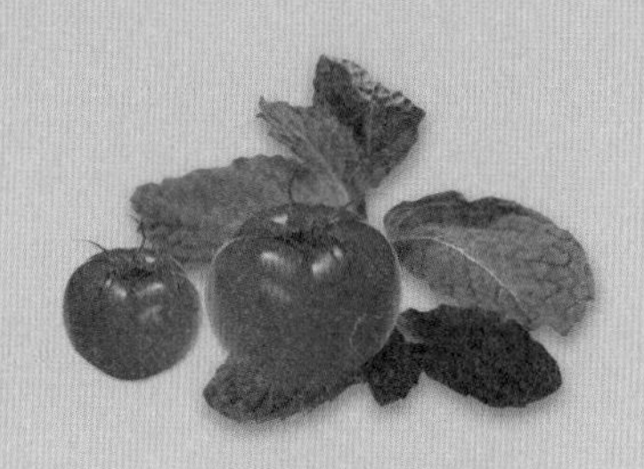

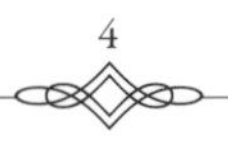

我從小就無法抵抗美食的誘惑，所以對於吃讓我身體較好的食物有一定的見解；包括我的睡眠，我最重視的肌膚品質，肌膚彈性及體能也會愈來愈好。
我跟大家一樣都喜愛甜食、澱粉、及炸物。但我必須學著如何去控制它們的吸收過程。吃～和我們的腸道功能是息息相關的；如果我們的腸道健康，我們的身體也會運作良好，當我們工作時的神經敏銳度也相對會提高。

我也了解某些食物對我身體好，而某些卻不是。當我發現身體不吸收某些食物，原來是因為沒有對應的消化酵素去消化那些食物。

終於 Dr. Claude Chauchard 向我們解說：
一天之中，在對的時間內吸收多少對的食物，不僅有助於我們的肌膚、外表，更對我們的精神、情緒、及體能有益。

學習保持年輕、健康、苗條及控制我們的營養真的是一個令人著迷的遊戲。

我認識 Dr. Claude Chauchard 已經很長一段時間，當初是透過朋友介紹認識的，讓我也學會一個對於改善我的飲食非常積極的方式。在此向他表達謝意，也希望更多的朋友能夠將閱讀本書當作是一種享受。

健康，從飲食開始 :)

林志玲
Chiling ♡

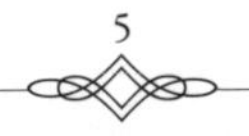

健康，從飲食開始（序文）

林志玲

我從小就無法抵抗美食的誘惑，所以對於吃讓我身體較好的食物有一定的見解；包括我的睡眠，我最重視的肌膚品質，肌膚彈性及體能也會愈來愈好。我跟大家一樣都喜愛甜食、澱粉、及炸物。但我必須學著如何去控制它們的吸收過程。吃～和我們的腸道功能是息息相關的；如果我們的腸道健康，我們的身體也會運作良好，當我們工作時的神經敏銳度也相對會提高。

我也了解某些食物對我身體好，而某些卻不是。當我發現身體不吸收某些食物，原來是因為沒有對應的消化酵素去消化那些食物。

終於Dr. Claude Chauchard向我們解說：

一天之中，在對的時間內吸收多少對的食物，不僅有助於我們的肌膚、外表，更對我們的精神、情緒、及體能有益。

學習保持年輕、健康、苗條及控制我們的營養真的是一個令人著迷的遊戲。

我認識Dr. Claude Chauchard已經很長一段時間，當初是透過朋友介紹認識的，讓我也學會一個對於改善我的飲食非常積極的方式。在此向他表達謝意，也希望更多的朋友能夠將閱讀本書當作是一種享受。

健康，從飲食開始。

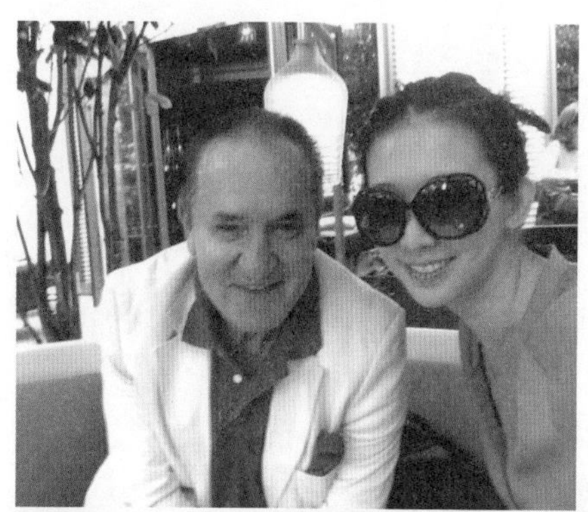

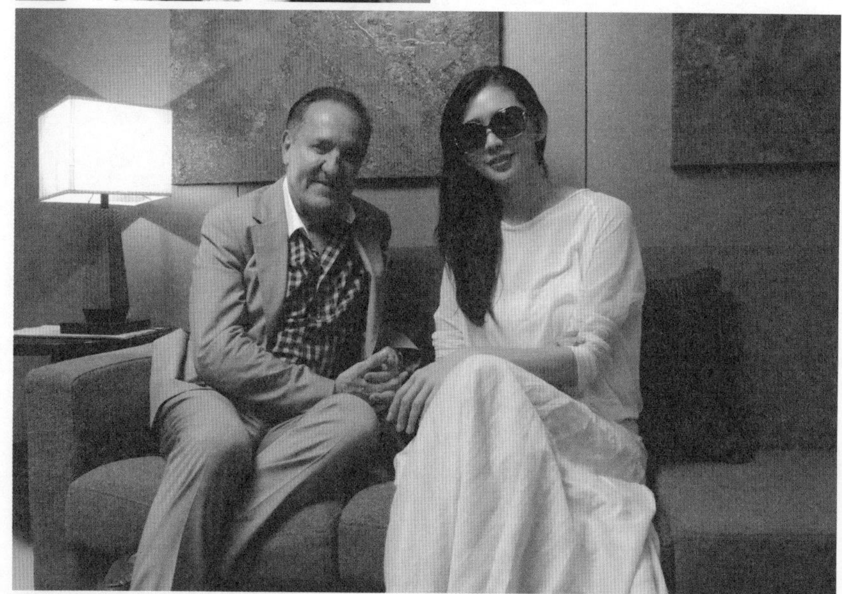

蕭夏博士與美麗的代言人林志玲小姐相識多年，二人交換如何保持健康、美麗及活力方面心得與祕訣。

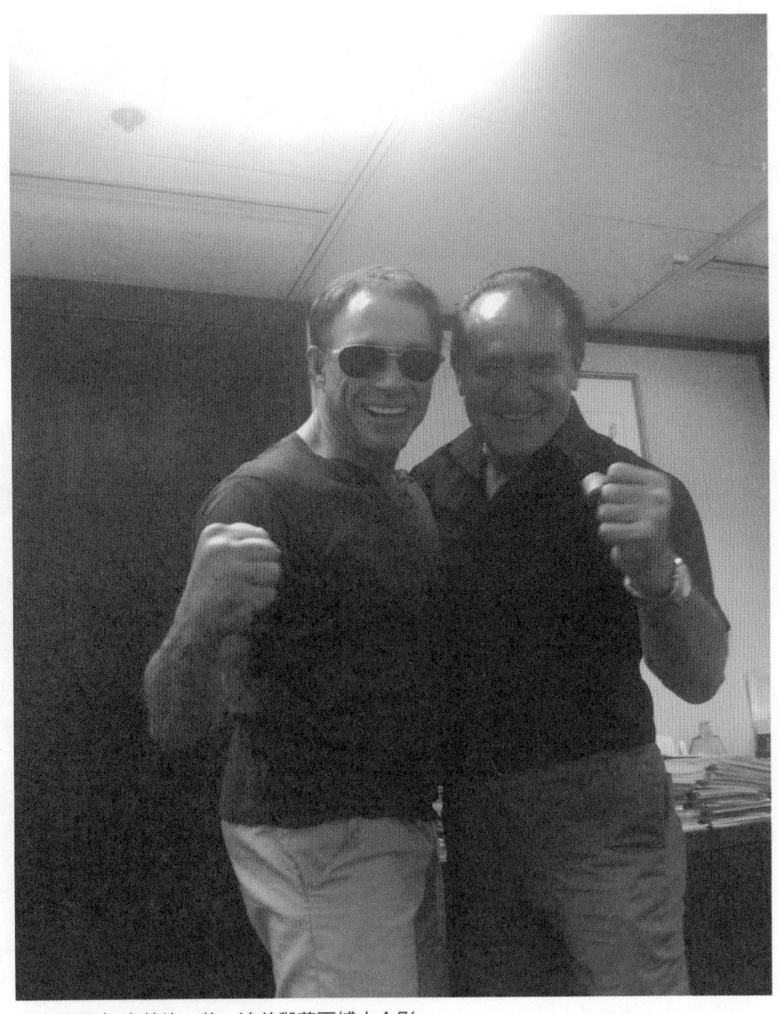

功夫巨星尚-克勞德・范・達美與蕭夏博士合影。

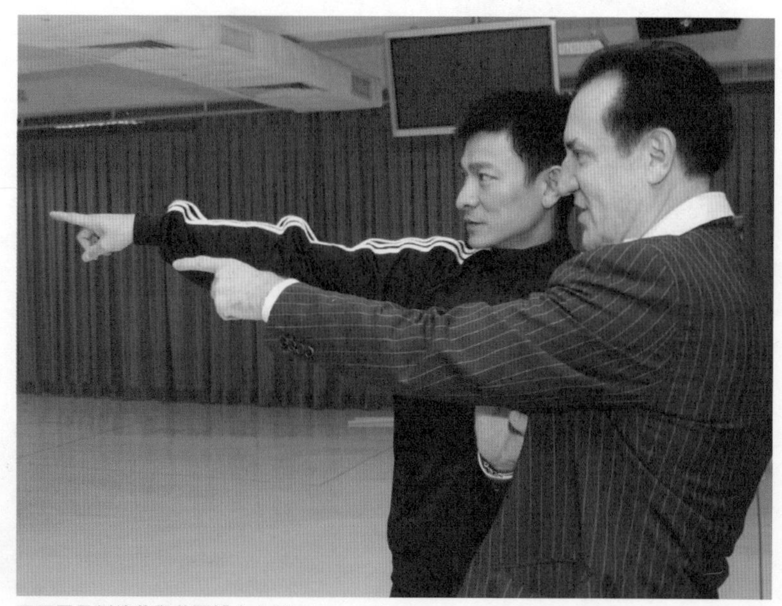

天王巨星劉德華與蕭夏博士合影。

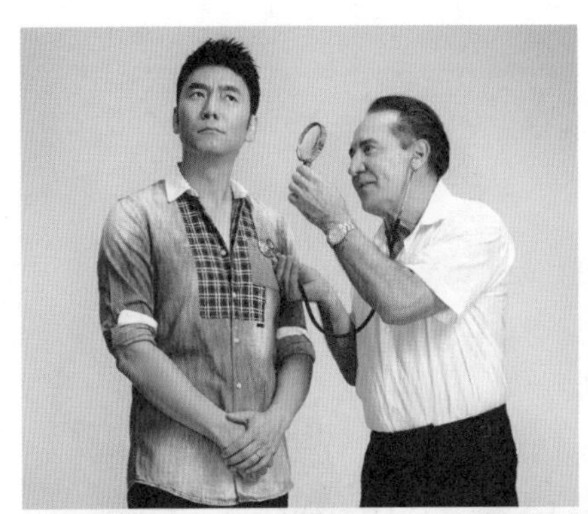

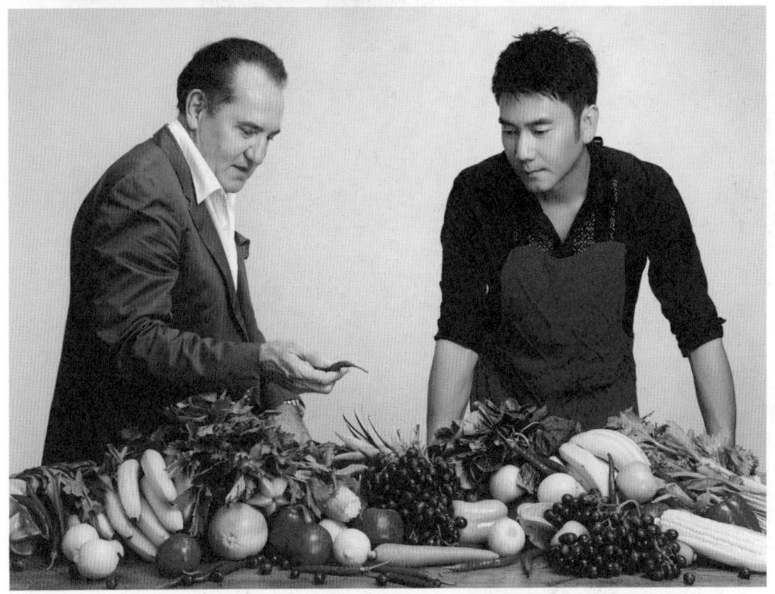

蕭夏博士與美食家林伊倫先生，共同研發快速享瘦、營養美味健康食譜。

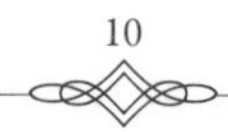

「人生苦短，我們要充分的享受生活」，
讓我們從閱讀此書開始吧！

蕭夏博士 Claude Chauchard

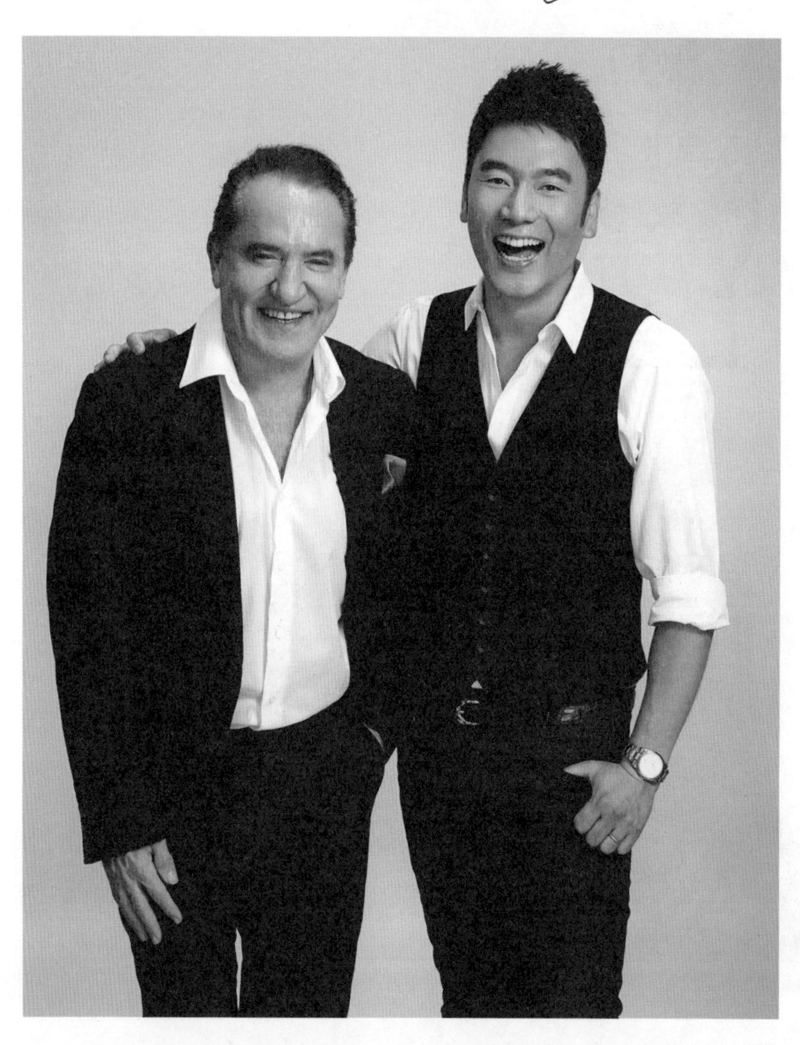

營養學和抗衰老學的先驅者（序）

法布利斯・布丹（FABRICE BOUTAIN）

我對中國，更廣義的講，對於亞洲的熱情，最初源自佩雷菲特的《當中國甦醒時，世界將為之震撼》這本書，還有我母校波爾多商校的一次學術會議。

二十年之後，在香港，這個尊崇風水及養生之都，我邂逅了蕭夏博士。當時，我已經和法國最權威的三位營養學專家：讓・蜜雪兒・科恩、皮埃爾・杜坎和嚴・魯吉爾，有過不少專案合作。他們三人都不約而同地對我說起赫赫有名的蕭夏。

於是，二〇一〇年九月的這天，我前往拜訪這位在中國大名鼎鼎的法國醫生，歌星、演員、政治人物……可說全中國有頭有臉的人都找他！我極度好奇地想要認識他，從而探究一個蒙特佩利爾醫學院培養出的西醫典範，如何能夠在一個傳承了五千年中醫的國家，取得如此的知名度。我想要知道，他向中國精英階層提供的醫療服務，究竟有何等不同凡響的附加價值？

我一向熱中運動、健身還有各式養生保健。也正是源於想幫助人們提高生活品質和改善身體素質的初衷，幾年前，我創建了Aujourdhui.com網站。

網站十分成功，在法國，成為人們營養、健康、養生的參考標準。在最權威的專家指導下，結合不同的產品和各類服務，給大家提出了非常具體實用並且適合我們這個時代的種種方案。每個月，都有超過一百五十萬的愛用者透過網路或手機造訪。

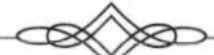

在這樣的背景下，我認識蕭夏博士的初衷，是希望他作為營養學和抗衰老專家，加入到我們的網站。然而，站在他的角度，他卻有更宏偉的計畫：他希望透過我們的網路平台和現有團隊來出版他的一套新方法：生理時鐘基因營養學，成為一套網路教學課程，藉由Aujourdhui.com的現有配備推廣、活化。

在融洽的氣氛下，我把握機會粗略談及當時讓我煩心的一些健康隱憂。二〇一〇年那次會面時，我的身體狀況並不理想，不論是生活、健康，甚至工作都無法令自己滿意。試問，作為法國最大的養生保健網站的老闆，如果連自己都無法擁有健康的身體，我的網站還有何威信？

事實上，認識蕭夏博士和他的營養療法，從此改變了我的生活。為了更便於大家理解，我將把時間往前，從我還只有六個月大的時候談起……

*

在上世紀七〇年代初期，麩質不耐症的研究還剛起步，當時的醫生沒能發現這個問題，我在六個月大的時候，與死神擦肩而過。父母向我描述當時的情景：一吃東西，就生病，所以幾乎什麼都不吃。直到停止攝取麩質，我的體重才有所增加，生命才有了轉機。

於是，我的人生之初，便是無休止的過敏、感染、發炎。每三個月就有一次鼻炎、咽炎、發燒等難以逐一贅述。更甚者，從五歲至四十歲，我的規律性哮喘從未停歇。

儘管，我一直都有從事高水準的體育運動。十四歲時，我的撐竿跳成績，位列全法國第二。與我同年的伽非恩（Jean Galfione），在九六年的亞特蘭大奧運奪得金牌。而此時的我卻在對抗哮喘、鼻炎、咽炎、腹痛等的各種藥瓶中打滾，也可謂世界冠軍！

三十歲一過，我的身體狀況開始每下愈況。最近的十年，我愈來愈明顯的感覺到身體的各種不適：腹脹、疲勞、頭疼等等。更糟的是，失眠問題極為嚴重。

儘管身體狀況不佳，我的工作和生活還是漸入佳境。我是擁有兩個男孩的幸福爸爸，和妻子的關係也極其融洽。經濟上，我讓家庭無後顧之憂，事業前景也是一片光明，巴黎的大街小巷都在談論我的網站（到現在都沒有停止！），因為它正引領著健康養生領域的網路革新！獨特的個性化追蹤鼓勵方案、持續增長的營業收入以及一支百人的優秀團隊，我的公司在吸引資金的同時，也吸引著眾多媒體的目光。

對於平凡的我而言，就此，我的各項生活指標都是綠燈閃耀。我身邊很多人也都安慰我，到了三十、三十五歲，身體有些小毛病，也很平常，無非是生活壓力使然。

胃腸道專家和家庭醫生都認為我的健康狀況無礙，一切正常！吃得過快而腹痛是正常。在巴黎污染空氣之下，時而感冒或者哮喘是正常。每天十二小時的工作和至少一週一次的飛機而導致疲勞亦是正常。久而久之，我自己也認為，一切正常。我漸漸習慣了和各種不適以及各種治療藥物同存共處。

那時，我已經聽說過，蕭夏博士的營養學理念，是致力於解決源自食物和消化吸收方面的問題。然而，在遇到他本人之前，我從未想過，哮喘和頭疼可能起因於我們的飲食，更確切的說是我們飲食的方式。

會面當天，我一時興起，忽然想以個人名義來測試這個「神奇醫生」。在見面之前，我就決定（至今也不知出於什麼原因）先給他一個挑戰：只有幫我解決了健康問題之後，我才同意與他合作，並透過網站發行他的新論。我準備好做個白老鼠，親身驗證其營養療法對健康的修復功效，才推薦給我網站的百萬擁護者。

事實上，儘管我和諸多營養學方面的專科醫師共事多年，我從未對任何人談及我的健康問題。也許是不想把公事私事混淆起來吧。

*

二〇一〇年九月的這天，我異常積極，比約會時間早很多，便來到了位於香港的「巴黎診所」。因盛名所需，蕭夏醫生的診所地處香港最繁華的灣仔新鴻基中心。

晤談期間，這位始終笑容可掬、並有著和我一樣（我來自法國西南的古疆邁斯塔）宜人的法國南方口音的人物，向我表達：我們的遠距訓練教程及其各種鼓勵模式，讓他極感興趣。誠如所料，他有意將他的生理時鐘基因療法，加入到我們的網路訓練教程。

他願意這麼做的主要理由，可貴而義不容辭，更因為它和Aujourdhui.com一貫低調遵循的價值觀完全一致：他希望他的療法能讓更多的人受益，尤其是那些經濟不太寬裕、不可能有條件來巴黎診所就診的群眾。說話的人，如此坦然，真誠，慷慨。他的言論十分合我心意。

二〇〇二年，當我開始經營Aujourdhui.com網站的時候，想法其實很簡單，要用新科技來革新傳統保健和養生的方法。從開始有了這個主意，我就堅信，利用網路的優勢，客戶無須與專家面對面接觸，可以把諮詢或診斷的費用降到五分之一，甚至十分之一。

更細緻的思考之後，我覺得，如果把一百歐元一次的諮詢費用，變成一個延續三至六個月的網路個性化方案，既降低了病人的總體開銷，又讓他有循序漸進的參與意識，從而達到更好的治療效果。

我懷抱的夢想，就是希望透過新的科技，讓好的東西能以更廉價的方式散播出去。網路上，大家都可以接受當代最有智慧的人指導。

聊著聊著，我和蕭夏醫生坦承已有好一陣子身體不太好。我並沒有講得太詳細，也並未將所有症狀全都列出，蕭夏醫生就確定的告訴我：所有問題的根源，他都能一一解答。「真不可思議！」我自忖。讓我們走著瞧吧！

不過，蕭夏醫生向我解釋，由於巴黎診所設在香港，各項開支都貴得嚇人，包括各種檢測：血檢、尿檢，還有行政費用及租金，所有醫療費用都會比在法國高昂得多。我得靠折扣價，才有辦法參加由醫學器材所建議的全年方案。首先，會有一本厚達五十頁的健檢報告。他向我展示一個裝訂精緻的範本，內容看起來詳盡而引人入勝。我迫不及待的想要看看自己的檢測結果。

我同大家講過自己那麼多的健康問題（但，不要忘了，剛才我有意對蕭夏博士做了隱瞞，以測試他的檢查報告品質），他提議要做個全面的健檢，讓我有極大興趣。近四個小時的穿插交談中，我抽了血，也做完所有檢測項目。蕭夏醫生和我約好兩週後，在巴黎再次碰面，討論我的檢測報告，並且進一步交流我們的網站合作計畫。

十五天後，在地球的另一頭，蕭夏曾為之制定「活力營養早餐」的巴黎凱悅酒店，我們又見面了。一番熱情寒暄後，他拿出一份文件，封面上印有「巴黎診所－機密文件－法布利斯．布丹」字樣。交到我手上的時候，他明確地這麼說：「法布利斯，這五十頁紙將改變你的人生！」

開始解讀真相，應該說是診斷！蕭夏醫生開口便對我說：他發現我對麩質的不耐受性，從現在起，不許再碰它！的確，我六個月大的時候，就被查出這個不耐受性，但是幾年後，家庭醫生允許我進食含麩質的食物，於是我每天都吃各類穀物和麵包。

蕭夏醫生繼續說道：「你的消化肯定非常不好，是不是經常會腹痛？」我對此認可。他說我對一些常見的食物有了不耐受症。諸如乳製品、蛋、核桃和杏仁。

杏仁！對於我這麼個空中飛人，坐飛機的時候，第一道餐點便是它！更糟的是，我還特別喜歡吃，常常問空服員再要一份。下飛機後的幾天，的確是腹脹不適，但從來沒有把這歸咎於杏仁！

不過，我也從來沒發現更嚴重的症狀啊！蕭夏醫生說：食物過敏和食物不耐症的區別，就在於症狀是否即時顯現。原來我和大多數人一樣，一直都蒙在鼓裡，以致被食物不耐症所困擾。很多時候，食物不耐症既不嚴重亦不危險，但是卻令人感覺不適並可引起疼痛。嘿，我還從未聽過這一說！

蕭夏最後總結，建議我持續三十天遵遁無麩質、無乳製品、無蛋、無核桃、無杏仁的飲食方案。他給我開出一份菜單，並叮囑我務必嚴格遵守。誠惶誠恐的我打電話給妻子，妻子安撫我方案可行，沒我想像的複雜，令我稍稍安心。無論如何，困惑很久的問題得以解答，也是件好事！

老實說，第一個月，執行情況不太理想！我犯了許多錯誤，忘了很多規定：那麼多年的習慣一朝要改，真的很難！我總結自己犯規最多的，就是外出吃飯還有和朋友聚餐的時候。於是第二個月開始，我決定爭取盡量在家和家人一起吃飯。從那時起，奇蹟就真的發生了！

我稱之為「奇蹟」，是因為在我心底，並不真的相信。然而，幾週後，我的症狀逐漸消失，體能慢慢變好。首先，我的哮喘一次都沒再發作。我額頭和臉上的紅印變淺，頭痛的毛病從第三個月起消失。第四個月起，我下午不再打瞌睡，晚上睡得像嬰兒般香甜！

我感覺自己煥然一新！年屆四十，卻感受到了一生從未有過的良好狀態。這種徹底的轉變，僅僅用了六個月！但我必須承認，最困難的還是去飯店吃飯的時候，要對付這種情況，蕭夏醫生自有妙招，我就留給各位自行在書中尋找答案。

今天，我十分榮幸能為此《蕭夏博士生理時鐘基因療法》寫序。這套瘦身、營養暨健康飲食法，改變了我的生活，改變了我妻子還有孩子們的生活。我相信它也必能改變其他人的生活。

在詢問了父母、祖父母、叔舅、姨姑、堂表之後，我找到一些家族病史並發掘出一些好發的慢性病，如克隆氏症，還有多發性硬化症等。我藉機讓全家都做了食物不耐症的測查。從孩子們開始。

我得到的結論是，他們身上也有著一部分和我一樣的、影響我前半生品質的症狀。我在遺傳給他們運動和高科技熱情的同時，也不可避免地遺傳給他們某些食物不耐症的基因！此後，我閱讀了大量相關主題的書籍。我的私人藏書，從書架到iPad裡的KINDLE，彙集了上百本多數來自英國和美國的解讀過敏、不耐受症和癌症的專著。

我可以向各位證實，在食物過敏和不耐受症的科研領域，這套生理時鐘基因療法，鐵定站在學科的前沿。它匯聚了蕭夏博士四十多年來在營養學和抗衰老學兩大醫學領域的研究成果。

*

在之後的內容中，蕭夏博士會詳盡的解釋：不僅是我們的飲食方式，我們的生活品質，完全取決於我們所吃的東西。這就是二十一世紀的營養學概念。他經常掛在口頭上的「四個真相」，我把它更通俗地描述為「四根支柱」：

1. 首先，生理時鐘營養學。為了保持健康，僅僅吃得少、吃得清淡還不夠。需要在一天中正確的時間吃正確的食物，遵循荷爾蒙的節奏的同時不忘享受飲食。
2. 第二，基因營養學。這部分涉及每個人自身的遺傳基因，尤其是血型。在了解了自身的食物不耐受症之後，漸漸學會聽從自己的身體。提供給它在適宜條件下，能夠消化吸收的食物，以便更好的支配和使用身體。
3. 第三，排毒。要學會移除身體裡的有害物質（尤其是毒脂肪），為此，需要打擊食品添加物，不食用過度工業化的食品，甚至化學產品。優先食用新鮮食物，少烹飪，盡量少吃基因改造食物。
4. 最後，食物的升糖指數。注意食物的升糖指數，確保每餐攝入的總升糖指數維持在中低水準，就可以保持或重拾窈窕曲線。記住一條簡單的法則：低升糖指數能防止儲備脂肪的生成。

不僅僅是營養和健康，蕭夏博士為我們指出了一條通往幸福的道路。值得我們一試，您不這麼認為嗎？

*

最後，請允許我倡議大家一起來分享這本書的成果，它將改變各位的生活。如果您希望透過安全專業的指導，實現這樣的轉變，並不需要去香港的巴黎診所！如同之前所說，只有當蕭夏博士的療法在我身上奏效，我才同意與他合作。結果，他的測試成績「非常棒」。於是我迫不及待的讓我的團隊幫助出版他的《蕭夏博士生理時鐘基因療法》。所以，如果需要，大家也可以在網路上，選擇此教程的互動模式。

但是，這會兒，還是讓我們一起來閱讀吧！注意，只要翻開此頁，您的生活將有所改變……

——本文作者為Aujourdhui.com 創辦人之一兼總經理

自序

一勞永逸不復胖的生理時鐘基因療法

每年，各個語種出版的新式飲食法，層出不窮。讀者的年齡層極廣，因為如今人們對自身形象如此關注，不管你是七歲還是七十七歲，每個人都能意識到超重或者不良體態所招致的危害。

的確，肥胖已成為所有工業化國家所面臨的嚴峻問題！

在法國，32%的成年人超重，16%肥胖。而在美國，三個成年人中就有兩個飽受這方面的困擾，已成為眾所周知的全國問題。二〇〇九年，美國為治療超重相關各類疾病的醫療開支，已經超過兩千億美金！

這大規模的流行病如海嘯一般，在美國境內氾濫開來，所經之處恣意摧殘人類健康，要怎麼做才能阻止它？我有不少點子，但卻沒有可行的解決方法。然而在法國，這一流行病的控制相對有效，我的點子自然就有用武之地。

遠距網路訓練教程，讓我得以每天指導數以千計的人們，如何重獲健康的身材，如何重拾生活的美好。

肥胖的困擾，隨著年齡增長而日益明顯。五十五歲至七十四歲的人有四分之一受波及。而成年人中，每兩個就有一個非肥胖即超重。更令人擔憂的是：孩童也受肥胖症波及。在法國，四分之一的幼兒有體重問題。

在這個背景下，各類神方妙招，紛至沓來，旨在幫助人們重拾曲線或保持身材。但是，應精挑細選，不能撿起就拿。

試問：如果各家所提出的飲食法都真那麼有效，那市面上還會有如此眾多、方法各異的祕訣嗎？這現象恰恰說明，很多都是毫無效果，甚至對人身有危害！有的難以實踐，讓人堅持不到一個星期，便半途而廢；這也難怪飲食法不斷推陳出新。

我的野心絕非此類！多年的經驗讓我深知，減重是一項多麼艱巨的任務，之後不要復胖尤其困難。這我老早就曉得了，因我的醫學研究領域，便是探討各類減重飲食法的成效。研究過所有飲食法，探討會讓體重增加的諸多原因，如今已發現了一個解決之道，不管是誰，只要下定決心，都可根據個人情況，在數週或者數個月內減去多餘體重，並且一勞永逸不復胖。

這個解決之道完全天然，而且適用於不同個體，才會這麼有效。我把它叫作：生理時鐘基因療法。

> 我的方法可以簡單歸納為：根據每個人的基因，選擇合適的食物，選擇正確的時間進食，以達到減重瘦身效果！

我對此法的效果確信無疑！其實踐結果以及我所採集的上萬名見證，可以證明我絕非妄言！

當然，說老實話，減重能否成功，關鍵在於動機。

若想減重，只去計算每日攝取多少卡路里是沒有用的，更不能害自己營養不良。說來十分簡單，實則不然；若想以純天然的方法，保持體力和健康，有效而持久的瘦下來，便要下定決心，親身實踐。

愈是堅持，愈能成功。這根本道理不斷提醒我。您的決心是成功的關鍵：有志者，事竟成，如同歐巴馬的競選口號：「是的，我們可以！」是的，我們辦得到。沒錯，只要有心，就可以成功。

前言

量身打造的減肥療法

我是一個醫生，也是一個研究者，我始終致力於研究，為何有的人會胖，而有的不會。為什麼有的胖腹部，有的胖臀部，有的則是四肢。

我們為什麼會發胖？要解答這個問題，先請思考一下，我們身上哪些基因控制人體脂肪的分布和消耗？

不揣固陋，我要在此引用三十三年前博士論文的結論，作為本書前言的開場。時為一九七八年五月，論文題為《醣類－脂肪－蛋白質均衡或不均衡之低卡路里飲食控制法的減重效果研究，以一〇三例肥胖症患者為例》。

我花了一年時間，在蒙特佩利爾大學醫學院以及Grau-du-Roi的海濱日光療法中心兩處，全心研究一〇三例的肥胖症患者。承蒙那時的醫療長米霍茲（Jacques Mirouze）的細心指導，至今依然是我行醫途上的良師，在此表達由衷感激之意。同樣也得感謝他那位傑出的助理——舒默克（Schmoucker）醫生。

整年研究期間，我一直在思索究竟是什麼原因導致肥胖症。以下文字便是摘自當年研究的結論：

對付肥胖的關鍵在於預防，而預防的對象要分兩類：

＊特殊人群：有家庭遺傳史，易肥胖體質的特殊肥胖預防。

＊普通人群：沒有遺傳基因，均衡膳食等簡易原則的普及推廣。

最後，對抗肥胖，我們或能寄希望於可以發現一種用來搬動脂肪的荷爾蒙，而肥胖症患者的體內，就是少了這種荷爾蒙。就像Kekwick與Pawan已在年輕患者的尿液中分離出這種荷爾蒙，並命名為「脂肪移動物質」（一種源自下視丘或腦下垂體的多胜肽）。

如果能精確地提取純化這種荷爾蒙，說不定肥胖症就可以視為一種內分泌疾病加以治療。

之前就說過，這個結論距今已有三十三年，今日重審，必須稍加解說。我得承認其中有正確的分析，也有錯誤的預期。

當年強調肥胖預防的重要，在今天看來，更是無可辯駁的真理。肥胖的確是一種疾病，醣類和脂肪的代謝機能出了問題，或是說這兩類成分的儲存及消除功能紊亂，醫界分別稱之為脂肪生成和脂肪分解。

簡單說，若堆積大過消除，人就會變胖。

我會說解決之道在於預防，而且是愈早開始愈好，一點也沒錯。

不久前，我和老友布林傑教授（現任蒙特佩利爾醫學院院長）一同應邀參加在多哈舉辦的一場學術交流，在與會的各部會首長面前，探討肥胖症以及糖尿病（指的是乙型糖尿病）在這個國家日趨嚴重，甚至威脅到兒童。

整場演講，布林傑院長一直強調，這疾病得要由其「根源」治起，也就是說，嬰兒出世之前，換言之，早到自娘胎起！

源頭，就是我們的遺傳基因，待會兒，我將會解釋基因型。

我們的基因，在每個人的形成之初，就預告了他是否有肥胖的傾向。然而，後天的環境才真的具有決定性。簡單來說，就是增重的啟動因素。

布林傑院長的觀點：不但原始基因，還有外因基因，也就是基因的顯性和隱性，都在受胎時就已經決定了。

我把他的觀點理解為：每個人出生的時候，幾乎一切都已經決定了。

第一個結論：準媽媽對孩子的表觀基因性，以及將來是否會患上肥胖症，其重要性超乎原本所能想像。

再簡單點講，有所謂的遺傳學以及基因營養學，即飲食對於基因資本的影響。同時還得將基因的作用列入考量，看看是否不可避免地一定會有所影響。在我們的基因資本中可找到能救命的成分，也有會造成生活混亂的因子。因為我們的遺傳基因決定了逃脫不了的最終結局，你也可以說是命定。

另一方面，還有表徵遺傳學，研究如何能夠影響基因的外部表徵，還有人的行為是否可以改變命定。

譬如說：「我爸媽都超重，我也超重，所以我的下一代也會超重。」而所謂的表徵基因學，是要探討怎樣才能藉由改變行為以及（或）環境，從而改變我和孩子的命運。試舉兩例如下。

一對同卵雙胞胎，擁有相同的遺傳基因，卻養在截然不同的環境下：一個生長在美國，另一個則在日本。前者患上肥胖症，而後者卻體型苗條。

再舉個例子：我改變自己的飲食習慣，某方面來說等於是不「理會」基因要我吃這吃那。我只攝取醫師建議的食物，自從我下了決心，一直遵循至今，把贅肉徹底減掉，而且不會更進一步成了肥胖症。我照著自身的遺傳基因進食，更明確地說是依照好基因會用到的那些：好基因要我吃什麼我就吃什麼！

實踐中，要求醫師能夠針對個體體質，規定那些對他有益的食物，反過來，也要禁止那些無益、有害的食物。

如今，我們的確可以根據其基因與血型，更精確地定出適合某人的抗超重飲食法。多虧了營養基因學以及營養基因體學，為相關研究闢出一條大道。

超重不是一種單純因素的疾病，這點我們都知道。

並沒有某個特殊原因導致體態豐腴，事實遠遠複雜得多；大腦、胰腺、肝、消化道，都牽扯在內。超重是一種多因的病態，在我看來，至少有四個最基本的因素，也就是需要克服的四大要點。

對抗超重的四個真相

1. 考量營養素的基本功能並遵循生理時鐘營養學：食物攝入的時間，和食物本身一樣重要。這門新的學科讓我們理解到，什麼食物在什麼時段攝取容易被吸收，也就能清楚曉得吃下之後究竟是被燒掉，還是被儲存起來。所以要學會選擇合適的時間攝取合適的食物！要不然，就有變胖的危險。
2. 還得考量遺傳基因，這將在後文稍加解說。
3. 要向周遭的毒素宣戰。
4. 禁絕過多的糖及澱粉，它們都會變成我所謂的脂肪儲備。

這四個真相，將是我的減肥理論的四根支柱，大家稍後就會進一步了解。

回到食品的質量問題，因為它們將會對我們的遺傳基因有所作用。正如我所一再強調的，根據表徵遺傳學，只要選擇更好的飲食法，加上配合自己的基因資本及細胞機能，就能改變我「超重的命運」。我已學會要選擇那種抑制超重基因而表現苗條基因的飲食法。

當然，這項改變要付出相當努力才能成功，但我得要說，就像本書一開始告訴過大家的，沒有堅定的意念，任何療法都將徒勞無功。

堅定的決心，自始至終！

我們都清楚，減重有多難！尤其是將減肥的成果一直保持下去，永不復胖！

不要忘記踏上減重之路的起步，是下了何等決心，抱著何等意志，要把這份動力自始至終的保持下去！

這份決心在於你自己，什麼也無法動搖，哪怕是老天給的基因，你都要不屑一顧。這是決定成敗的唯一因素！其他的，只不過是空談。

通往成功，我們還需要一把鑰匙：何不試試我的蕭夏減肥法？在它的帶領之下，教你應該怎麼做，該吃什麼，該在什麼時候吃，做什麼，不做什麼，靠著你的決心和毅力堅持下去。這方法結合一群同樣處境和目標的夥伴，還能分享您成功減重、重拾曲線的喜悅。「重拾自我」，多動聽的詞！還有隨之而來的堅定自信。我所介紹的這個方法，尚未見其全貌，就叫它生理時鐘－基因－營養學。為您復習一下那四大支柱：

1. 不同類的食品，主要是蛋白質、脂肪和醣類，要在一天當中最佳的時刻攝取。這就是所謂的生理時鐘飲食法，或生理時鐘營養學。
2. 按照您的基因選擇飲食（依此刻的認識為之，除非有更好的出

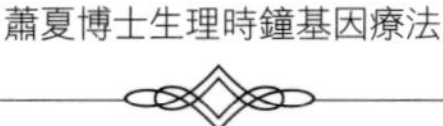

現）。為達到這點，我們備有兩種方法：血型的研究，還有身體對不同營養成分之耐受性的劑量。這是為了避開和你不合的食物。

3. 選擇最適合您基因的食物，但同時要小心毒素，這就是說要選擇新鮮高質的食品，最好是產地不遠的當季食物——如果是在方圓幾公里內生產的更好。少添加劑、少色素、少增味劑……要避免的東西很多，這我之後會再細講。愈少加工愈好，我是生食的擁護者！最後，盡可能選擇烹調後變質較少的食物。我算得上是全生、略煮食品的信徒，像是蒸煮或者紙包（注意了，烹調期間保護食物的材料，也就是鋁箔紙，要選擇品質最好的，或是使用烹飪紙）。總之，如您所知，毒素吸入的愈少，愈能對抗「超重命運」，因為如此會減弱省能源基因的表現或活性，會變胖都是受到它們的作用。
4. 最後的鬥爭：抗拒過多糖分成為脂肪儲備的來源。為此，避免升糖指數高的食物，因為它們會促進胰島素分泌，也會激發肥胖症的基因，是你健康身材的大敵！由於省能基因，不會把身上的油拿去燒，而是儲存起來，體重也就隨之增加。

這四大核心支柱，就是你所要遵循的四個真相，所提出的方法既科學又簡單，而且只要確實下定決心，可適用於任何狀況之下，保證100%有效！

所以說，要有毅力和決心：起心、動念、一以貫之；為了自己，為了親近的人，為了愛你的人和你愛的人。生理時鐘基因營養學適合每一個人！

回到我前面的博士論文的結論，特別是所提出的第一點：是否有的人天生就會體態豐腴，甚至成為肥胖症？

其他先天的喜好，比如抽菸、飲酒等等，都有治療的對策。那為什麼肥胖沒有對策？

那份結論中提到普及預防，是針對當時的法國而言，而今天，這個現象應該放大至世界範圍，因為超重已是個普遍流行的災難，不僅是已開發國家會遇上，就連發展中國家也開始出現。中國也將步入此大軍之列，算起來患有肥胖症的可達好幾千萬人呢！正如同佩雷菲特所言「當中國甦醒」……但願它不是醒在這個充滿速食、人們都不在家吃晚飯的時代。不過，恐怕我的中國朋友也已身處險境！我想我有發言資格，因為我的工作關係，大多數的時間都在中國。我希望我的書籍可以幫助中國人民一起思考，一起對抗肥胖。

這禍害值得反省。想想看為什麼會發生這種事，就足以止住這場已開啟的「速食革命」繼續發展、增長。含糖飲料氾濫成災。要想解渴，我們還得回家找水喝，這真是受罪。含糖的碳酸飲料反而是唾手可得！這些對於健康養生無疑是災難，我甚至認為，這是對於人類遺傳的屠戮。為了家人，孩子和所有親愛的人，我們必須拿起武器保護自己！

對含糖碳酸飲料說不！設法抗拒！即使製造這些產品上市的公司都是全球數一數二的大企業。含糖飲料、含糖食品，裡面有最猖獗的毒素，刺激著我們的超重基因，摧毀我們的營養基因體，某方面來說，它們是肥胖基因的平衡錘。不用找了，罪魁禍首就在此，它們是曼妙身姿的劊子手！

這些高糖、高胰島素食物，就像是行程中遇上意外，甚至遭遇麻煩——就是會變胖；這麼說有點粗俗，但我想至少您可以理解並牢記在探討超重時會用到這種有點殘忍的詞。我們口中已不只這麼說，還膽敢強調寫出來，但我確信自己絕對不會是最後一位。我的醫師朋友羅仁琳（Claude Dalle Lozerien），在他的新著《營養基因論》中，也不約而同地提到了和我相同的觀點。

這些到處充斥的「易得糖」，如果對其危害沒有認識也不覺醒，很難抵制其誘惑。除了含糖飲料之外，有三樣最危險的食物，同時位列升糖指數之首，絕對要避而遠之：啤酒、棗，當然還有精製的糖。它們會刺激胰島素分泌，促進食欲，也就會激發超重基因。

胰島素阻抗算是我們的時代病，為肥胖症推波助瀾。

為了幫助大家理解，我簡單歸納如下：

1. 慢速醣類在血液中爬行，升糖指數低（小於40）。這是超重基因及肥胖症基因的防護盾。
2. 中慢速醣類在血液中行走，升糖指數40到60之間。也一樣是保護者。
3. 快速醣類在血液中跑，升糖指數高於60。有害，因為它們會刺激你的超重基因。簡單來說，代謝減慢，能量被人體儲存起來而不排除。

沒錯，我們面對的是一種疾病！

是的，我們面臨的是一場瘟疫！

是的，先天的基因讓我們生而有其命。

是的，表觀基因學加上人的意識，可以改變演化，改變宿命。

是的，我們的行為透過表觀基因也能影響此宿命。

是的，抗拒命定並且避免「超重的宿命」並不容易。

是的，我下定決心發願，就像是投入宗教，我要改變這命定之數，因為它並非必然。

是的，決心配上良好方法，成功機率將會倍增。

是的，集體以及社群支持，一定可以幫助你達到目的。

為此，在此書之外，我的減肥療法也加入到Aujourdhui.com網站，或是www.aujourdhui.com。

這網站（http://chrono-geno-nutrition.aujourdhui.com）可為您加油打氣，並提供療程期間每天都很實用的做法，跟您講解進展如何，說明每天該吃的是什麼，該進行哪些課程，諸如此類。

關於我當年論文結論的後半段，必須承認自己的判斷失誤，因為過了三十三年，還是沒有找到抗超重的荷爾蒙。一種像是甲狀腺素那樣的荷爾蒙，只要開出適當劑量就可以矯治其缺乏症。

儘管我們發現了儲脂細胞的工作原理，也發現了瘦素，但這些遠遠不夠；因為就在同一時間垃圾食品鋪天蓋地而來，還有含糖飲料以及易得糖或所謂快速糖氾濫成災，讓肥胖症無可避免地發展成世界難題。

如何遏制？很難！因為如今已是世界一家，那些跨國企業唯一的口號便是「再喝多點糖，再吃多些，更多油脂，更多糖，更快！愈是吃的多，愈是容易餓」。商家賺得盆滿缽滿，就會投入更多來生產更甜更油的食物，循環往復，愈演愈烈。為了要能進一步賣給每個人，總有一天會變成自動化配送填餵！

夠了，這一切令人忍無可忍！我希望我的書可以擦亮人們的眼睛，清楚意識到肩頭的責任！讓您用盡全身之力大聲說出來：這系統真是夠了，我要扭轉這個方向，有了方法也有意願，就能阻止基因中會使我超重的那部分活化，疏通我的「減重計」，我將會永遠瘦下來，不再重拾那些害我走樣令我討厭的重量。

前言的開場白到此，相信大家已經躍躍欲試！大家現在已經知道，我的減肥法中的四個真相，曉得什麼是生理時鐘基因營養學。

讓我們一同去探個究竟吧。

我一直以來的願望，就是要幫助更多想要減重的人，透過安全而

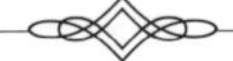

均衡的方式，和諧而且一勞永逸地實現瘦身夢想。

基於三十年對於肥胖問題的研究成果，和我長期追蹤無數病人的親身經歷，我創造出這個以四大根本真相為基礎的療程。

我敢說我的減肥療法是創新和革命性的，它是對超重問題思索超過三十年的成果。若您不介意，在仔細分析長篇大論之前，請容許我再復習一下那四大支柱，四個真相：

1. 生理時鐘營養學。想要瘦，吃的少並不管用，倒不如在每天最適當的時間攝取不同類的食物（蛋白質、脂肪、醣類、纖維、維生素與礦物質，還有水），根據荷爾蒙分泌的韻律（後文將詳細解釋），同時還能保持愉快的心情。有的食物早上吃，並不會傷您的美麗曲線（正如蘇格拉底所說：「警覺所有錯處」），然而如果是晚上享用，同樣的食物將變成發胖的元凶！
2. 基因型。了解自己的基因，就等於了解自己的身體，可以幫助我們解決食物不耐症的問題，並避免身體不歡迎的分子通過，尤其是進入腸道。飲食要能適合身體，適合基因，才是最好的！
3. 排除毒素。要驅除毒脂肪，首先要拒絕食品添加物和食品中的毒物。方法只有一個：優先選擇生食或稍加烹調的食物，因而身體所吸收的分子不會變性，也會選擇新鮮的食材。從而進一步保護體內的分解消耗基因以及活力基因。
4. 升糖指數。脂肪堆積，其實是食物所引發的一種新陳代謝綜合症狀，即對於胰島素的抗藥性。為了保持身材，重要的是得攝取低升糖指數的食物，限制升糖指數中等的食物，而堅決遠離高升糖指數的食物。

大家可以發現，我的消瘦美儀療法，又稱生理時鐘基因營養學，是完全量身打造的方案。此療程考量：每個人需要減輕的體重，不同的血型、基因、飲食習慣、食物不耐症、生理時鐘規律，等等。簡言之，既回應您的代謝需求，也回應您的基因所需。

飲食要聽從你的遺傳基因，揚長避短

> 健康快速的瘦身，以最自然的方式，達到理想的體型！這便是我的承諾！並且，我保證讓你恢復勻稱體型的同時，依舊保持青春活力和美麗肌膚。生理時鐘基因營養療法可以做到！

我在網站（http://chrono-geno-nutrition.aujourdhui.com/actualite.asp）中也有談到此療法的四大支柱。

推薦大家看那視頻，為的是強化各位的動機，我相信一定可以讓大家更積極地採取行動（這段影片放在下列網址：http://www.kwg.tv/go/?704684e）！

大家是否已經急不可待的想知道，蕭夏減肥法的具體實施呢？心急的朋友可以直接跳到本書125頁的〈生理時鐘基因療法：實戰篇〉章節。但是不妨耐心的看完我的療法的科學原理的闡述，會讓你更積極、更有信心地投入減肥計畫！

我的療法是根據一整套大原則，不僅適用於瘦身階段，更能讓您長保曲線，成為受用一生的均衡飲食習慣，當然前提依然是：你，是否下定決心？

我的減肥法主張相對快速的瘦身計畫，因為每天體重計上的數字變化，就算只是少許的降低，也足以令人信心倍增。在腦部，看到體重計有了結果就會刺激多巴胺分泌，這是一種傳遞愉悅和安慰的神經傳導物，是鼓舞人心從而堅持下去的莫大動力！這就是所謂為了追求成果「不中斷也不停歇地投入」——無可否認的，這是必要的。而且恕我直言，你的基因愈是節約能源，瘦身所需要付出的努力就愈多。這的確不公平，但卻是事實。世界上的確有兩類完全相反的人，有的怎麼吃都不胖，而有的看著別人吃也會胖！有兩個公認的肥胖基因分別為UCP1和UCP2，當然還有其他基因，分布在染色體2和8上面。

在此透露，我的療法至少還有兩點特別能引起您的興趣，令人特別振奮：保證心情愉快而且不受誘惑地維持既定目標。

首先，可以反過來利用鬼牌，也就是每週一、兩次存心刻意在飲食方面不按規矩。

這就是您的安全網，永遠不會因此而灰心喪志。

接下來，你會有厲害的技巧可用，吃過一頓太過豐盛的美食之後立即重新歸隊，絲毫無損於你的瘦身大計。在我的療法裡，決心和快樂永遠都是不相違的朋友！沒有快樂的支撐，動力將不復存在！長保積極樂觀，處處皆有樂趣。

偶爾的破例絕對不會是世界末日！補救的方法多得是！我編了一個饒富趣味的記憶法，助您長保心情愉快！大家可以看看網站（http://chrono-geno-nutrition.aujourdhui.com/actualite.asp）上的影片。

（這段影片放在下列網址：http://www.youtube.com/watch?v=bqqUdISWtz8。）

從今天起，千萬要牢牢記住

我的生理時鐘基因療法，簡單而誠實，沒有複雜炫目的食譜，也沒有長篇或花俏的組合療程。只需根據生理時鐘營養學以及基因營養學的規則，攝取簡單而易取得的食品。餐點是依照您的血型及食物不耐症提出建議，得要按照生理時鐘營養學在一天之中最適合的時刻下肚。所以，這不僅僅是一個飲食療法，更是一個全新的健康生活指南，也是對每個人未來生活方式和生活品質的重審和思考。你們將探索適合自己基因的規律性飲食和生活，逐漸擺脫不良飲食引起的病痛不適，恢復進而保持年輕健康的體態和美麗的容顏！蕭夏減肥法更是一門嶄新的生活藝術，還是個和諧的生活之道：容我為您指點，如何學習這項終其一生幸福享瘦的生活之道。

讓我們趕快進入第一章，為大家更加詳細解說我的蕭夏減重療法。

第一章

減肥而不缺失營養的必備知識

要想維持健康苗條，必須吃得營養、吃得好。這個不用我說大家都知道，但是具體點說，到底應該怎麼做？

這並不是說要少吃，而是要在保持美味的前提下，不同種類食物應根據消化液及荷爾蒙分泌的規律，在一天當中的最佳時刻進食。這就是我說過的，生理時鐘營養學，一項宏偉的學科！

為了便於大家理解，我經常用一個比喻，很多人聽了會笑，但它的確恰如其分簡明扼要地說明老化機制，我們的日常行為與生活習慣就是藉此成為是否過得好的決定因素。

我們的身體就像一輛汽車，出生的時候都是配備新發明、新科技的新車；理所當然，被認為可以馳騁千萬公里而毫毛不損。

這麼想也沒錯，但是不能虧待我們的夥計！那就需要潔淨的燃油和定期的車檢（清理、更換空氣濾清器和燃油過濾器……），要溫柔對待，切忌為所欲為（例如說，引擎還沒熱就別猛踩油門）。

同理，我們的身體，所謂的生理時鐘營養學，其實完全一樣！就讓我來向大家說個明白……

身體的燃油

粗略的計算一下：你的身體每天平均吸收1公斤的食物，一年就是365公斤。到八十歲的時候，你已經總共吞食了365×80＝29,200

公斤食物！

你的一生中，腸子共吸收30噸的食物，外加15萬公升的水！

這麼一算，很容易得出結論：飲食對於健康養生，以及與時並進的衰老過程，實在是至關重要！

為了過得好，老得巧，而且保持苗條，一定要吃得好。

我覺得有必要在此先簡單介紹一下，人體各器官衰老的基本原理：自由基——是朋友也是敵人。

它們是身體細胞所產生的正常廢棄物，具保護生物體的功能，因為它們可以殺滅細菌、癌細胞或被白血球標定並「吞噬」的其他「入侵者」。但當人體中的自由基數量過多時，就具有毒性而成為破壞者，例如像是承受壓力、污染、菸癮、酒癮、不當的飲食習慣、營養不良等等狀況。

當然，人體有自然防禦系統，專門用來消滅外來威脅；為對付過剩的自由基，身體機能已發展出許多清除系統。若不能發揮功能，就有可能失控，為此需要抗氧化劑來幫忙。

抗氧化劑，你應該已經聽過這個詞彙。但它究竟是什麼東西呢？借用我們拿汽車做的譬喻，抗氧化劑保護身體細胞對抗不同的刺激，將其中和。它們可讓自然的防禦緩解並保護器官。抗氧化劑大量存在於新鮮的蔬果中。

我來介紹幾類抗氧化劑：

1. 多酚：這些抗氧化劑有效預防癌性腫瘤的形成。多見於紅色水果、巧克力、茶（尤其是綠茶）和紅酒。
2. 蒜：仔細剁碎，大蒜能刺激胃液，有利消化；大蒜是強效的殺真菌劑，對消化道真菌症的治療有顯著效果。
3. 洋蔥：有廣泛的醫用價值，實踐證明，每週攝入一至七份的量，可有效降低大腸癌的風險。

4. 白菜：維生素C的含量等同於柳橙……

重點在於我們為了避免或這或那疾病所遵行（或不遵行）的預防心態。一般常識是最佳的治療法。為了達到效果，預防措施必須全面，配合良好日常衛生、飲食、運動以及醫療。

盡量減少過量，有利抗氧化劑，緩解不足以避免營養缺失，就能減少身體機能不順暢的風險，便能保護你的基因資本，以及減重和抗老化的基因。

為了良好運作、生長和修復，我們的身體需要燃油。我們每天攝入的食物，透過一系列複雜的程序，轉變成人體所需的各種營養素，缺一不可！

消化時，食物分解成營養素好讓身體吸收利用。每一項營養素都很重要，絕不可少。

要想擁有苗條、纖瘦的體態而且保持健康，需要七種養分。

滋養人體細胞，保護基因的食物

水——生命之源

若想正常運作，人體一刻離不開水；一旦缺乏就會覺得口渴，水是身體機能平衡所不可或缺的。它將養分運送給所有器官，並參與廢物（尿、汗、糞便）的排出。

對於水的需要，因人而異，總不脫每天1至2公升。夏季溫度上升，當然會比冬季需要更多水分。在我的減肥計畫中，我要大家每天喝很多水，最初幾天甚至最好能喝3公升！我們稍後會更詳細的介紹。記住，水是我們減肥的好夥伴！

每日最少需要喝1.5公升，我的算法是把身高（公分）數字加上體重（公斤）數字，就等於每日建議量
比如，如果你身高165公分，體重60公斤，那麼每天至少要喝2.25公升（165＋60＝225）

喝什麼，怎麼喝？

時時補充水分，讓你一天之中都能保時水噹噹，這對身體的健康十分重要；但請注意了，這不表示什麼飲料都可以！

應該避而遠之的飲料

含糖飲料，都是些容易吸收的醣類，會損害「良性基因」，誘發肥胖基因並加速衰老。

1. 蘇打水：就是液體糖，污染我們的血管，堆積脂肪。
2. 果汁：看似有利健康，但其實只含有糖類，水果原有的纖維全無，導致便祕甚至肥胖。
3. 酒精：的確，富含多酚的紅酒，尤其是波爾多產的，徹底杜絕著實可惜。但一定不可貪杯！酒精有害，而且是多種疾病的根源。此外，酒精和體內的糖一樣對健康有所影響，損傷肝臟和大腦的細胞，一旦形成脂肪肝，其代謝脂肪的功能將遭到破壞（因為要與解毒的功能競爭）。
4. 黑咖啡。空腹飲用，這可口的飲料會刺激胰島素分泌，提高皮質醇含量。回想一下，每天早上十一點，是不是經常感到困乏？那很可能是咖啡被消化吸收所搞的鬼。

允許無限量攝取的飲料：基因保護劑、青春與活力的泉源

那麼，究竟有什麼飲料可以無限量暢飲？答案還是：水。

其實，不管是普通礦泉水或者氣泡水都行，而且最好是瓶裝的。它們是你苗條身材、充沛體力的最佳戰略夥伴。養成一早起床喝杯溫水的習慣，它可以幫助清潔腸道。

你們也可以嘗試我的排毒草本茶，由等量的百里香、迷迭香和八角混合而成。

百里香學名Thymus vulgaris，是唇形科的植物，泡成茶來喝具有幫助消化的功效，迷迭香學名Rosmarinus officinalis，亦屬唇形科，可治療肝和胃腸道功能的紊亂。八角在中國被廣泛使用，治療消化道疾病，特別是脹氣，功效顯著。

如果沒有時間泡製草本沖劑，那麼綠茶也同樣健康有益！它的抗發炎及利尿的作用已是眾所周知。

茶葉當中富含各類抗氧化劑（多酚及類黃酮素），有效中和人體多餘的自由基，保護細胞不受日常壓力損害，這些強效的抗氧化劑可天然地對抗疲勞，延緩衰老。

綠茶還含有多種礦物質（鎂、鉀、錳和氟）、維生素（C、B_1、B_2、B_3和P）、鋅和單寧酸。

最後，由於其利尿功效，綠茶能有助排毒，減輕體重。特別是由於啟動了減重基因所導致的均衡調整。

讓人害怕的水瓶

看看端放在桌上的那瓶礦泉水，你對自己說，怎麼可能在一天當中喝掉這1.5公升。那就「按時喝水」吧！要能一小時喝一杯水。試試看，一天下來你所攝取的水量會連自己也驚訝不已！而且，藉由此法，你的身體可以在整天當中定時吸收水分及礦物質。

我的水分夠嗎？

為評估一個人是否缺水，可觀察兩項指標。皮膚和舌頭的表面就能看出端倪：水分充足的皮膚按壓下去具有彈性而且很快回復原色；舌頭應該是玫瑰色，保持溼潤。

反之，護衛表層皮的肌膚若是乾枯，舌頭就會失去原本的色澤；或者，雙眼凹陷入眼眶之中，就表示缺水的情況頗為嚴重了。小心哦，這很危險！

不要等口渴了才喝水！

等身體急著要水，已經遲了：因為那時候身體已經處於缺水狀態。每小時規律飲水，讓身體免除缺水時所會遇上的各種問題。我們的基因也喜歡水分充足，因為這樣一來，細胞的運行將更加順暢，老化速度隨之減緩。

礦泉水的益處

你是否知道，各類礦物質水的礦物質含量大相徑庭。只有每升超過1500毫克的，才稱得上高含量礦泉水。

礦泉水可區分如下：

1. 高含量礦泉水：每公升1500毫克以上。
2. 中含量礦泉水：每公升500至1500毫克。
3. 低含量礦泉水：少於每公升500毫克。

每天，我們的身體都要流失大量水分和礦物質，多喝高含量礦泉水來補充流失！

不過要依據你的需求選擇適合的礦泉水。

1. 為補充水分，得選礦物質含量高的，有助於同時補償所流失的水與礦物質。
2. 為體力勞動過後補充，最好飲用蘇打水。這類飲品最適於迅速回復肌力，並補足勞動期間流汗所喪失的水分。
3. 為幫助消化，飲用含礦量極高的水。現代化的生活甚為傷身，它可每日供給身體健全運作所不可或缺的多種礦物質。
4. 為了瘦身，水分充足才能協助身體排泄。而且，還應補償飲食療法期間常見的鈣鎂不足相關症。最後，鈣、鎂含量高的水有助於整腸健胃。
5. 為日常保健，含鎂的水可讓你自然而然地戰勝鎂質攝取不足，疲勞倦怠或各種不舒服都可能源自於此。

蛋白質——健康苗條的好夥伴

蛋白質是人體各器官的重要組成（支撐蛋白），也構成細胞正常運作所需的各種酶。以胺基酸為基本單位，穿越腸壁進入人體。

然而，人體沒有蛋白質的儲備，所以每天的攝取必不可少。蛋白質的缺乏，會導致各器官失調，肌肉萎縮，皮膚甚至神經心理學方面的疾病。

日均攝入需求

人體對蛋白質攝入的需求不會隨年齡的增長減少，建議每天每公斤體重要攝取1.25克。如果從事高強度體力勞動，或是這陣子壓力大，則可以達到每天每公斤體重的2克。

舉例來說，如果你身高 160公分，體重52公斤，那麼每日的蛋白質需求至少要有65克。體力勞動增加或工作過度時，可達到104

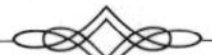

克。

我的建議是：100克紅肉、禽類、魚，或者兩顆雞蛋，含有20克蛋白質。另外要記住，最瘦的肉都要肥過含油最多的魚，火雞肉也是同樣道理！

如何選擇優質蛋白

蛋白質是重要的食物來源，占有重要地位。它們是組成、修復細胞的建材，也是身體不可或缺的基本關鍵成分；蛋白質缺乏將導致體力衰弱以及免疫力下降。它們的品質，尤其重要。根據來源，蛋白質可以分為植物蛋白和動物蛋白。

動物蛋白質

這類食物將在我的減肥療法中發揮其作用。

肉類含有20%的蛋白質，還有魚類、海鮮、蛋類和脂肪含量為零的乳製品。

肉類
牛肉（切去油脂）：牛排、裡脊肉、上裡脊肉、排骨、嫩腿肉、側腰肉
小牛肉：肝、舌、腰子
豬肉（精瘦）
馬肉
火腿（脂肪完全去除）
禽肉（去皮）：雞、母火雞、小火雞、珠雞、禽類肝臟、鵪
兔肉

魚類、甲殼類和軟體類
魚類
少油：白斑狗魚、鱈、鰈、金頭鯛、黑線鱈、黃蓋鰈、牙鱈、鱈、鯔、鱸、魴鮄、鰨
中等：舌齒鱸、鯉、無鬚鱈、劍旗魚、庸鰈、擬鯉、鮈、鰩、紅鯔魚、鱒
多油：鯷魚、鰻、鱘、鯡、鯖、沙丁魚、鮭、鮪、大菱鮃
甲殼類（不要加蛋黃醬）：扇貝、蟹（新鮮或罐裝的）、蝦、牡蠣、淡菜
軟體類：蝸牛、蛙類

蛋類及零脂乳製品
蛋類
乳製品：低脂牛乳、低脂鮮奶油、零脂天然優格、零脂白乳酪、零脂乳

植物蛋白質

其生物特性接近動物蛋白，但並不像肉類及奶製品的蛋白質含那麼多飽和脂肪。

1. 黃豆：這種豆科植物在中國和日本已有超過三千年的栽種歷史。上世紀五〇年代初進入歐洲，以兩種形態出現，一是芽菜，一是穀物，又稱大豆，傳到西方後接著遍及全球各處。黃豆的蛋白質含量高達40%，並富含維生素A、E、F和各類礦物質（鐵、

鋅）。

2. 豆腐：起源於中國，由豆漿加上鹽鹵的凝結物製成，氣味濃厚的白色膏。其滋味素雅，不會破壞其他食材的風味；50克豆腐相當於30克的牛肉、雞肉或魚肉，其蛋白質含量約在8%至12%左右。

蛋白質還有很多功效，我們以後會經常講到。

作為基因衛士的一員，蛋白質的特性要想得以發揮，必須遵循一個前提條件：不能高溫烹飪。

醣類或碳水化合物

人體絕佳的燃油。糖以儲備的形式，存在於人體的肝和肌肉中。

過去很長時間裡，僅根據其化學結構，把它們歸成兩大類：

1. 簡單糖（甜菜根或甘蔗所萃取得來的傳統糖、水果、蜜）。
2. 複合糖（麵包、馬鈴薯、麵食、米……）。

如今，這種分類已經被淘汰，因為它們在生理學實踐中沒有意義。無論是單糖還是複合糖，所有的糖在攝入三十分鐘後，血糖含量都會衝到最高。所不同的是峰值的高低。而這個峰值決定了可能引起肥胖的危險係數，也就是所謂升糖指數（IG）。我們稍後將進一步闡述。

不可忽視的脂肪

能量的強大供應者，人體的正常運轉離不開脂肪，攝入要保持平衡，這是清除體內垃圾和延緩衰老的有力武器。

脂肪分為四類，其中我們熟悉的有三酸甘油酯和膽固醇。

三酸甘油酯——OMEGA

食物中的主要脂肪，三酸甘油酯是由三個脂肪酸組成，其中脂肪酸又分成兩類：

1. 單元不飽和脂肪酸（AGM1），我們通常在油酸中找到（橄欖油、鵝油……）。
2. 多元不飽和脂肪酸（AGP1），最熟悉的有OMEGA-3（魚油）和OMEGA-6（像是油菜籽或胡桃或之類植物的油）。

大家肯定聽過OMEGA-3和OMEGA-6，但它們究竟是什麼？有什麼作用？

這兩個成分之所以稱之為「不可或缺」，是因為我們人體自身無法製造。然而，細胞又一直需要它們，因為它們參與許多重要的程序，所以，只能依賴食物攝入，讓身體製造健康運行所需的重要物質。

OMEGA－3

參與重要器官——心臟的運行。

1. 由於其抗發炎的特性，有助於調節血壓，穩定心跳。
2. 協助控制血液中膽固醇含量。
3. 有助記憶，維持皮膚的彈性和關節的靈活。

魚油、菜籽油和亞麻籽油，還有核桃或野苣中都富含OMEGA－3。

OMEGA－6

存在於葵花籽、玉米油以及葡萄籽等等的油中，它對於神經系統、心血管和免疫系統、傷口癒合、消炎抗敏，都扮演重要角色。

但是小心，日均攝入量不得超過1克！因為若是過量，會阻礙OMEGA－3在人體的作用，尤其在保護心血管方面。

膽固醇

由肝臟所製造，膽固醇是生命不可或缺之物。雖然所需飲食攝取量並不高，但它參與荷爾蒙、若干維生素，還有細胞膜的製造。總膽固醇的血中含量到了五十歲時達到最高峰，之後就會下降。又可區分成為兩個子項。

1. 「好的膽固醇」，或高密度膽固醇，保護我們的血管。血中含量高，或許是表示長壽。高密度膽固醇將膽固醇回收運至肝臟，並同時避免堆積在血管內壁。
2. 「壞的膽固醇」，或低密度膽固醇，包裹我們的血管，傾向於促成心血管疾病；對動脈有害，因為會「黏」在這些通路內側。

我們的目的不是要杜絕一切油脂，它確實是重要的熱量來源。脂肪提供人體必需的脂肪酸，以及維生素A、D、E和K。我們要合理選擇，適量攝取，並且選對時間。比如說早晨，身體及肝臟會製造膽固醇。如果在早上吸收了油脂（也就是膽固醇），例如吃了蛋，就會阻礙身體自行製造。面對一個高膽固醇患者，我的頭一個建議便是，早餐的蛋必不可少。這麼一來，總膽固醇或高密度膽固醇量會顯著降低。

纖維對抗腸胃蠕動緩慢

食物中的纖維無法被消化吸收，因而通過腸道的過程能幫助蠕動，促進消化。

在含水的環境中，纖維調節腸胃活動，有助於重建大量菌落，防止便祕。還能與膽固醇和某些礦物質結合，將其逐出體外。

纖維分為可溶和不可溶兩類。

可溶性纖維

橡膠、某些半纖維素、膠漿、果膠算是可溶性纖維。它們有助於降低膽固醇濃度，也能減緩血糖吸收，這作用乙型糖尿病、肥胖症以及心血管疾病有其助益。富含的食物有：水果（梨、蘋果、李、漿果類，還有柳橙類），豆類，韭蔥，燕麥，燕麥及玉米麩，大麥，裸麥，亞麻籽，海藻類。

不可溶性纖維

若是發生便祕，纖維素、某些半纖維素、木質素等不可溶纖維能有效使糞便軟化。它們能夠加速腸胃蠕動，如此縮短營養素停留在腸裡的時間，也就因而減少腸道細胞暴露於食物中所含致癌物質的機會。

這就讓纖維成為對抗大腸直腸癌的保護者。此類纖維存在許多蔬果中，尤其是甘藍菜、麥麩、全穀粒（小麥、圓錐小麥、分穎小麥）、核桃、葵花籽和亞麻籽。

為了正常發揮作用，纖維需要大量水分，不然會刺激腸胃，所以每天至少要喝2公升以上的水。纖維的建議攝取量為每日30克。舉例來說，一顆蘋果的纖維含量在3至5克，而一片全麥麵包僅有2克！均衡而多樣化的飲食，很容易增加你每天的攝取量。

維生素：我的密友

顧名思義，維生素為身體健全運作所必需，溶於水或脂類。不含熱量，存在於多種食物中。

在已知十三種維生素中，主要有：

1. 維生素C。這種消除疲勞的維生素最受吹捧，也最為人知。用來對抗壞血病，已有好幾百年的歷史，如今則是眾所周知，現存最強效的抗氧化劑。它能有效抵抗病毒細菌，有助於鐵的吸收。
   各種水果中大量存在：檸檬、柳橙、橘子、奇異果、黑醋栗、草莓、紅醋栗、木瓜；以及各式新鮮的綠色蔬菜：甘藍菜、豆瓣菜、菠菜、香芹。
2. 維生素A：只存在於動物來源的食物中：內臟、奶油、雞蛋、牛奶及乳製品。不過還有一類來源於植物的，那就是維生素A的前驅物，可由人體轉換成維生素A，例如有色蔬菜（胡蘿蔔、豆瓣菜、菠菜等）以及黃色和橘色的水果，如芒果、杏子、甜瓜或是漿果類。
   維生素A是生長所需的維生素，保護眼睛和皮膚。
3. 維生素B_1：富含於啤酒酵母、全粒穀物，還有豆類、乾果、小牛肝、高脂的魚類。
4. 維生素D：多見於魚肝、高脂的魚肉、蛋黃、內臟、全脂奶和乳酪中。促進骨骼的生長和發育，幫助鈣的吸收。前提條件是，必須有充足的日照，身體才能合成維生素D，每日幾分鐘即可。
5. 維生素E：這種強效的抗氧化劑，多見於植物油（葵花籽油、玉米油）以及富含油脂的水果，對保護心血管有卓越功效。
6. 維生素K：我們常從綠色蔬菜（花椰菜、甘藍、菠菜、萵苣）中汲取。另外還有大豆油、肉和內臟。對於血的凝固及預防大出血有至關重要的作用。

7. 維生素P：它的另一個名稱「異黃酮」比較為人熟知，主要見於紅酒中的單寧。它能促進毛細滲透，消除發炎並中和自由基。

你可知道，每天曬太陽約十五分鐘，就能得到所需的維生素D（約10毫克）？這又是個好藉口，可以悠閒自在地賴在躺椅上不走！
不過，請注意了，絕對不可以在中午至下午四點之間猛曬，此時陽光太烈，滿是B型紫外線，會把皮膚曬傷。

充分利用維生素的好處

維生素攝入不足，或幾近不足，在工業化國家經常發生，會對人體的各項機能產生干擾。

體能虛弱、維生素不足的人會提早老化，治療就更為要緊了，因為常會受到感染或是受感染後病況較重。

造成維生素不足的原因可能有：飲食少有變化，接受多種藥物治療，不免都會導致相當嚴重的營養不良症。

所造成的後果，端視缺乏哪一種維生素而定。

為了保持充沛的體力，抵抗外界的侵擾，免疫系統需要定期補充維生素B、C、D及E。

調節情緒，需要維生素B。攝入不足會導致記憶力下降（失憶症）、情緒低落，甚至兩種情形都會出現，再加上食欲不振。高油魚類都富含維生素B，比如沙丁魚和鯖魚。

抵抗疲勞，我們首先想到維生素C，主要取自水果，尤其是奇異果以及綠葉蔬菜。

為對抗骨質流失，以及會造成各式骨折的骨質疏鬆症，就得靠維生素D。它們在肝臟和魚油中極為豐富，而且別忘了每天要日曬半個小時，這可讓你取得所必需的10毫克維生素D！

維生素C和E＝皮膚養護專家

我們的皮膚長期受污染和其他自然因素的影響而日漸脆弱。自由基的侵擾也在皮膚表面留下印記，最明顯的是膠原蛋白的流失，讓皮膚失去彈性，以致皮膚過早老化，皺紋橫生。

為了幫助皮膚抵禦自然侵蝕，有效阻擋常見的攻擊，我們必須不斷塗抹富含抗氧化成分的面霜，主要是維生素C。這個抗氧化物在皮膚上十分豐富，能夠有效修復被自由基造成的損傷，避免形成腫瘤和延緩老化。

維生素C的作用不僅僅在於中和自由基，更能參與合成膠原蛋白，延緩皮膚老化。水果和深色的葉菜中維生素C含量最高，像是紅椒、橙椒及青椒、葡萄柚、奇異果、橙、檸檬……

而維生素E能保護皮膚不受紫外線傷害，它是主要的胞膜抗氧化物，能消除皺紋並延緩衰老。多存在於植物油及乾果類，如核桃。

> 你想一次補足各種維生素嗎？那就該選木瓜！這是最具代表性的熱帶水果，富含大量的維生素A、B、C和E，每日食用，芳顏永駐！

礦物質不可或缺

礦物質是新陳代謝所不可或缺，也是不同人體組織的構成材料、而且還具有在不同組織間傳遞訊息的功能。

根據需求量，礦物質可分為巨量元素和微量元素。

巨量元素

1. 鈣：主要在於構成骨骼。在乳酪中含量極高，植物中也有，當然還有水。成人每日的需求量約為900毫克。而發育期，女性五十五歲，男性六十五歲後，需求量則要1至1.2克。
2. 磷：和鈣相互配合形成骨骼的質地。乾果類、魚、大豆、製品還有乳製品中含量豐富。我們的日均需求在0.8到1.4克之間。
3. 鎂：參與多種生化反應，主要是神經訊息傳輸和肌肉的功能。和磷相同，也大量存在於大豆製品、格呂耶赫乳酪，還有可可中。日均建議攝入量為女性320毫克，男性400毫克。
4. 鉀：在人體內必不可少，它可以調節細胞內的養分傳輸，並和鈉配合維持酸鹼平衡。主要參與蛋白質和醣類的代謝，促進腎臟排除體內水分，以及維持神經肌肉的正常功能，調節心臟韻律，以及人體的水分含量，並藉此調節血壓。對於心血管疾病的預防至關重要。鉀同時也是神經衝動的導電物質。

為了達成良好醣類代謝，以及醣在肌肉與肝臟內的儲存，絕對要用到鉀，它可降低過度高張的血壓，緩和過敏反應，或減輕腹痛。

哪裡能找到鉀？香蕉、杏、水果及鮮榨果汁、馬鈴薯、花椰菜、萵苣、番茄、核桃以及不加鹽的花生，魚類、家禽、肝臟還有啤酒酵母。為攝入足量的鉀，每天至少攝取一種含鉀的食物！成人日均建議攝取量為2至5克。

要注意的是，某些利尿藥品會導致鉀的流失。還有高強度的體力勞動後需要補充隨汗液流失的鉀。一旦缺乏，後果會很嚴重：肌肉無力、抽筋、反射反應不良、精神紊亂、便祕、皮膚乾燥，甚至心肌梗塞。

但是必須指出，每日超過25克將對人體產生危害。若是腎臟不健全或正在服用利尿劑，得要小心留意這種礦物質。

少量或微量元素

1. 鐵：組成紅血球的血紅蛋白。存在於紅酒、肝和黃豆中。每日所需在20至30毫克之間。
2. 鋅：強抗氧化劑。存在於魚類、牡蠣、肉類及全穀類之中；每日所需25毫克。
3. 硒：也是強抗氧化劑。存在於全粒穀片、穀物、蘑菇，水果蔬菜中。每日75至100毫克才夠。
4. 鉻：參與糖和脂肪的代謝。能在蛋、啤酒酵母和肝臟中找到。日均需為125毫克。

> 為了保持每日精力旺盛、心情愉快，多喝高礦物質水！

第二章

選擇正確的進食時間

基於人體生理時鐘的規律，生理時鐘營養療法能讓你選擇最好的時間攝取某類食物，從而更好的吸收。更令人鼓舞的是它不限制食物種類，哪怕是傳統飲食控制法中，勒令禁止的食物。我的理論是：只有選錯時間，沒有選錯的食物。

必需的有效營養成分會一路抵達其細胞作用的位置；然而同一種食物若進食時間不佳，會朝向被堆積的另一條路，也就是通往新陳代謝的儲藏室（脂細胞填滿脂肪而脹大）。

所以，生理時鐘營養療法其實並不是一種飲食法，而是要融會於全天候的日常生活。此法算得上是一套養生習慣，調節身體機能並避免堆積，也就防止變胖！

一天中有某些時間段，你是不是會覺得更加的精神抖擻，那是出自人體的生理時鐘規律運作。這內在的時鐘是由神經元構成，位於人腦中，靠近眼球後面，下丘腦的位置。這個生理時鐘將以二十四小時為週期，按韻律調節各種荷爾蒙的分泌。我們來看一下它的工作計畫。

下丘腦占大腦體積1%，但卻是人體最主要的神經協調組織。它參與調節體溫、脈搏以及各種荷爾蒙的分泌（甲狀腺、腎上腺、性腺……）。

上述功能都從這塊不足5平方釐米的區域發出，大半身體韻律都受其指揮，像是睡眠、進食、性欲等等。

你肯定想像不出，為了讓我們能達成各項任務，它得花多少力量安排協調如此龐大複雜的工作體系。尤其是身體已現疲態，卻想動腦思考時！

生理時鐘營養療法涉及的三大荷爾蒙

所有荷爾蒙，都基本以一天二十四小時為週期，有規律性地分泌。

對於食物之吸收、利用具重要影響的三大荷爾蒙，經幾十年的研究，已相當了解它們的每日運作韻律，分別是：皮質醇、胰島素和生長激素。

皮質醇

白天和夜間的節奏大相徑庭，晚上的血中濃度變化甚微，而白天，幾乎每隔九十分鐘就分泌一次。

皮質醇直接影響蛋白質尤其是糖的代謝。此外它也屬升糖因子，也就是說，升高血糖濃度。它也促進分泌脂肪分解酶，釋放或切斷脂肪酸（脂肪分解）。身體對應其作用而有所反應，也就促進胰島素分泌。

無論哪種情況，皮質醇和胰島素的作用是相反的，後者屬於降糖因子，可促進脂肪合成。另外，皮質醇也能阻礙生長因素。然而，皮質醇的影響是大是小，取決於我們的飲食。

胰島素

由胰腺所分泌的胰島素，總是在皮質酮分泌後稍過一會兒跟著出現。但是大家肯定都曉得，用餐過後，尤其是含單糖的食物，很快就會進入血液循環，會大大刺激它的分泌。因為胰島素不僅處理糖類（為降糖因子）同時也處理油脂，就成了脂肪合成（將糖轉化成脂肪儲備）荷爾蒙，無可避免地就會落入悲慘的境地：我們開始發胖！

生長激素

它的分泌在夜間達到頂峰，對於兒童，它能促進生長，對於成年人，則是細胞修復和更新。所以，如果不想過早的衰老，那麼請不要影響它夜間的工作，尤其是皮質醇和胰島素還會對其有所干擾！

> 你們的飲食一定要遵循生理時鐘的韻律，千萬不可逆而行之！以免新陳代謝紊亂而導致體重增加的可怕後果！

我們每天要分成四個階段，依此原則重新分配飲食。前三頓是必不可少的正餐，第四頓隨個人調配。四份飲食的安排如下：早上油，中午多，下午甜，晚上少。

所以你必須學會：

1. 早上要吃得營養，以便能有一個精神充沛的上午。
2. 午飯聽從自己的胃口，吃飽肚子繼續下午的工作。
3. 不要忽略下午的點心，來克服一天下來的疲勞和困頓。
4. 如果點心不夠，那可以晚間再少量進食，但是原則是不可讓身體超負，影響睡眠，又增加體重。

我們已經知道，人體在早晨構築細胞壁，這工作到中午告一段落，到了下午，必定需要能快速分解的碳氫化合物以補充各個器官所消耗的能量，才不會取用身體的儲備。不幸的是，這個每日不變的流程卻因為如今一切都太過便利而被徹底打亂，吃什麼、怎麼吃、抱著什麼心態吃，全都不在乎了（這是個速食世代，而且難以規規矩矩吃頓飯）！

為了避免身體不適出狀況，請聽從如此寶貴的體內生理時鐘的安排，遵循你身體的韻律，長保一天活力並維持良好身材。

一天的生物規律

早飯一定要吃！

早飯是一天中最重要的一餐，因為我們的身體從沉睡中醒來，需要充足的能量，以最佳狀況投入新的一天。

早晨五點：身體漸漸甦醒，體溫開始上升

這個時候，你還處於睡眠中，但是你的身體已經開始整裝待發，因為甦醒是一項需要很多步驟的重大任務，所以，理所當然的，身體要早做準備！從五、六點開始，體溫慢慢上升，腎上腺分泌最大量的皮質醇，這荷爾蒙特別有助於維持身材。這個過程需要一至兩小時。

有的時候，早上疲倦難醒，是因為皮質醇的分泌還不足量就已睜開眼。為什麼春眠不覺曉？還有時差為什麼至少要達三、四小時才會構成困擾？如何解釋這些現象，現在還沒有定論。

七點：活力早餐

皮質醇分泌就緒，身體需要補充消耗的能量，該好好吃一頓！而且這個時候攝取的慢糖，很容易就被消耗掉，因為這一、兩個小時當中腦細胞正需要這些養分。

以蛋白質及少些澱粉為始：例如100克的禽肉，150克魚或一片生火腿。早上不想吃這些？沒問題：你可以吃上二、三顆的水波蛋或白煮蛋，絕不要用煎的，或是一份乳酪配上麵包。

接著來一顆番茄或什麼生菜，約100克，這是消化要運作正常所不可或缺的。

用茶或咖啡，但不可加糖，這是當然的！可參考我和麗晶飯店主廚所製作的影片。我們一起想出最佳的早餐（http://chrono-geno-nutrition.aujourdhui.com/actualite.asp）。

這保證能激發你的靈感！

（這段影片放在下列網址：http://www.youtube.com/watch?v=o5OfB7k1z9w。）

八至九點：大腦開始運轉……不過要輕柔些

一開始和外界接觸，刺激大腦皮質，也就是腦部負責反省思考的部分。要注意了，不可操之過急，用一些不會太過傷腦筋的工作，緩步啟動，因為此時身體還未能消化早餐，而大腦需要相當多的營養物質！

十點：大腦興奮，全副武裝！

大腦已經準備好，可以大大表現一番！這個時候是你要好好把握，所有的腦力勞動，此時不做，更待何時？這時的大腦記憶最旺盛，更適合短期記憶學習新技能。與之相反，別費心為明日復習：

你一定會忘個精光！

十一點：休息一會兒

你是否注意到，每天到了同一時刻，就會感覺相當勞累？你把這現象歸咎於血糖不足……是沒錯，但不僅於此。這生理現象是由於到了十一點，身體突然快要累壞了。再硬撐也是無濟於事，該暫停片刻了！休息一會兒，喝杯茶或者咖啡。要不然，你會發現整整一個半鐘頭精神不濟，時時會閃神。

十二至十三點：午餐時間

一個早晨的辛苦工作，身體需要補充能量。但是原則是，要讓身體保持精神抖擻而不是吃得過飽，昏昏欲睡。因為還有一個下午等著你！

那該怎麼做呢？很簡單，採用我的生理時鐘基因飲食法，那就沒問題啦。請接著看下去。

為配合最佳減重規律，我認為最好三餐要以少量澱粉為始。不論是早晨，中午還是晚上。澱粉類會吸收消化液，也適度準備好讓胃裡的其他養分進入消化道。如此一來就不會胃酸過多，不會脹氣，而且保證消化得很好。

午餐時，你可以這麼吃：

1. 250克的魚或紅肉（較佳），100克去皮禽肉，兩顆水波蛋或白煮蛋也行。
2. 250克的硬質青菜（四季豆、甘藍菜……）及生菜（黃瓜、蘑菇……）配上主菜。別忘了檸檬汁，不僅沙拉變得更可口，也是極佳消脂聖品！

此外，可參考我和麗晶大飯店主廚所拍的片子。為您呈獻充滿活力的美味午餐食譜（http://chrono-geno-nutrition.aujourdhui.com/actualite.asp）。

絕對讓您深受啟發！

（這段影片放在下列網址：http://www.youtube.com/watch?v=ts8BTgSSqNY。）

> 要養成定時午餐的習慣，而且最重要的是要細嚼慢嚥。這樣你會更好地品嘗美味，身體也更容易有飽足感，而且消化起來也比較容易。研究證明，同樣卡路里的食物，花兩倍時間來咀嚼可以有助於減輕體重。

十四點：來杯咖啡

餐後根據個人喜好喝杯茶或咖啡，記得是黑咖啡，不加糖和奶。身體進入消化階段，感覺有點乏。這個時候不要想做什麼體力勞動，那絕對違反生理規律。不妨到草地上走走，但是不要激烈運動！

十五點：再一次體力充沛

到了十五點左右，精力逐漸恢復，可以再度出發上路啦！也許大腦的效率不及上午，但要充分利用，不然就要到晚上了！

十六點：來點活力點心

點心的時段是幸福時光，讓你停下工作、喘口氣、天馬行空、抽離……

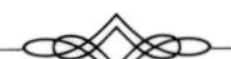

早晨醒來做了那麼多工作，勞累的各個器官必然需要送來能量。點心時間為你這部機器添加「燃油」，才能美美的過完一天！這時得要用輕薄而富含維生素與礦物質的東西來幫忙。

可以吃顆水果，或者來杯鮮榨果汁。如果很餓，吃兩顆水果並撒上肉桂粉。回想一下，水果含有許多糖分（果糖），人體吸收相對緩慢，讓胰島素均衡釋放，以此來抵抗疲勞。

不過，盡量避免過熟的香蕉、西瓜還有椰棗。它們的升糖指數非常高（分別為70、75和95）。

你還可以選擇至少含量為70%的黑巧克力，十顆核桃，或是一顆酪梨淋點橄欖油。

換句話說，要用好的植物脂肪才能給細胞帶來好的熱量，一天下來不會累壞。這是為了晚餐時不要餓過頭，並且避免到家後猛吃零食。男士們，這種行為可對不起為您烹調美味晚餐的太太。對人體細胞益處多多。不行啊，要忍耐，等到晚餐開動，和全家人一起同桌共食。至於女士們，也請注意：要避免吃了點心結果到晚餐時沒有胃口，這也是做先生的所不樂見的。

別忘了分享的喜悅。與家人共進晚餐不僅有助於消化，更是段美好時光。

十七至十八點：身體狀態達到峰值

此刻，是一天中體溫最高的時候，體能最棒！不僅腦力全開，此刻也適合發揮體力；有沒有聽說過，很多世界記錄就是在下午的這個時間段創造的！

十九點半至二十點：少量晚餐

晚上六點過後，該放鬆了。體溫開始緩步下降，儘管只有半度，但你是不是會突然想躺下瞇一會兒？然後饑餓感隨之而來，該要享用晚飯了！

一天過去了，晚飯這段時光要和家人或是朋友不受打擾地享用一餐。

晚飯要比照其他兩餐，應讓人滿足、均衡，而且量少而精。記住這句名言「早上吃得像個國王，中午像王子，晚上則是窮人」。

當然，和其他兩餐一樣，以蛋白質為始。你可以選魚（250克）、去皮禽肉（100克），但要避免紅肉，因為高分子量（80萬至100萬單位）會將消化拖長好幾小時。

為方便記憶，人體每小時消化10萬單位分子量的蛋白質。白肉含40萬單位，魚則是20萬單位。也就是說，晚餐時魚和白肉比較適合，可快速吸收，不會再刺激胰島素及皮質醇分泌，並讓生長荷爾蒙快快進行修補細胞的工作，同時腎要清潔身體而肝要解毒。多忙啊！

接著是250克的硬質蔬菜（花椰菜、扁豆、綠椰菜……）及生菜。胡蘿蔔切片配上一根芹菜，有助於去除毒素及廢料；晚上吃最佳。

為沙拉調味，最好是用檸檬汁，不過如果你真的很餓，加一湯匙的橄欖油。

晚餐做個結尾並助消化，建議您喝一杯百里香、迷迭香及八角泡製的茶飲。助您一夜好眠。

為了更好的消化吸收，並且保證高品質的睡眠，請務必餐後兩個小時再上床。

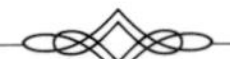

睡眠的重要

晚上十點後，你的四肢漸冷，血壓降得更低，渾身疲軟。很正常：這時松果體所分泌褪黑激素開始增量（在半夜達到頂峰）。

需要告訴大家一點：白天日照時間愈長，晚上褪黑激素分泌就愈多，它可以幫助睡眠。所以，想要有良好的睡眠，千萬不要整天把自己關在室內，足不出戶。

就如同白日的皮質醇有助於清醒，褪黑激素會讓你想睡。依循自然的規律，盡量別超過二十三點。這個時間上床，很快就能入眠，而且睡得香甜。當然，褪黑激素的表現也不總是盡如人意，年齡的增長，某些藥物的作用，還有酒精咖啡等都會對它有影響。因此，年紀愈大，愈不能干擾它！

你知道嗎？我們一生中有三分之一的時間在睡眠中度過。良好的睡眠能幫助我們，膚色靚麗，精力充沛，保持青春！到了晚上，我們腦裡的海馬迴還是維持著生理時鐘，它負責同步所有的器官細胞，並且讓它們在活動期與休眠期之間交替運作。

睡眠週期

睡眠存在一個生物節律，一個晚上經歷多次循環，每回大約九十分鐘，而每次循環包含好幾個階段。

1. 安穩睡眠期，此時腦部活動緩慢。此階段長約九十分鐘，包括四段：入睡期、淺睡期、深睡期、熟睡期或快速動眼期。淺睡期和深睡期可恢復體力，占夜間多數。至於快速動眼期，相當短暫（十五至二十分鐘），這時腦部活動更為劇烈。此時同時伴著因腦波起伏所致眼珠快速動作，與做夢有關。這階段隨著夜深而逐漸延長；有助於體力以及精神恢復。

2. 睡眠中斷期。十分短暫，由極短的清醒期組成，準備好進入另一個新週期，或待夜晚過完後完全清醒。

每個循環都以一小段安靜清醒期為始，時間稍長，然後再準備好入睡。可別攔阻睡眠的行列。

你的睡眠週期的各個階段必須平穩過渡，至於週期的數量並沒有絕對的規則。有的每晚只需三個週期，另一些則需要六個。理想的睡眠應該為每晚九小時，但是這也要因人而異，只要日間醒來精神飽滿，而且整天都能保持，就算是理想的睡眠時間。多少才夠，你一定比我更了解！

和肥胖基因抗爭到底！

我經常聽到這樣的話：「上帝，究竟我對你做了什麼，讓我長得這樣？」
事實上，你並沒有對上帝做了什麼，你需要回家好好研究一下家族譜，找找是不是有家族遺傳的肥胖基因？祖輩父輩，近親遠房。我不得不實話實說，如果你不做任何努力，這些肥胖的遺傳基因將毫不留情地，讓你和你的家人擁有相同的體型！
「真是命中註定了！」也許你會絕望地想。但是我要告訴你，那些即使有肥胖基因，但卻能早早意識到並且透過改變飲食和習慣的人，完全能做到保持體態而不變成家族的同類。而且愈早意識到並且行動起來，要做到就愈容易！當然，任何時候都不會太晚，只要你有決心！

至於那些沒有家庭遺傳史的肥胖患者，我將其稱之為半路遇劫！他們是速食革命、不良生活習慣或是惡劣環境的犧牲品。

但無論是哪一種情況導致的肥胖，都可以嘗試我的蕭夏減肥療法！只要有恆心，沒有做不到的！

第三章

血型密碼

根據不同血型，選擇相對應的食物，可以保持甚至減輕體重。

乍聽之下，是不是覺得有點不可思議？但是，愈來愈多的醫學專家對此深信不疑。最有名的要算是美國醫生達達莫（Peter J. D'Adamo），通過對數百名病人的治療研究，得出這樣的結論：針對不同血型選擇食物，可以優化其在人體的代謝，代謝消耗愈多，堆積得愈少，人就愈瘦。

達達莫醫生的著作《四種血型，四種減肥療法》一經出版，便風靡全球。

過一會我們會再細談。

就像同樣星座的兩人會有共通的個性，血型相同的人也有共通的飲食方法。當然，如同我在前言中所提到過，最佳狀況是能夠建立一張清單，依據每個人的基因列出最適合他的食品。

那真是太無趣了，至今還沒人做得出來，也許等那一天吧……在那之前，要先了解到得為那些難以減重或瘦不下來的人找出解決之道，他們就像是遇上了難關！

為什麼會有難關？我認為這是由於醫學上所說的同質多型。

換句話說，這是由於細胞失調，不能夠正常地溶化脂肪。

這該怎麼解釋呢？問題在於體內有很多基因在說「要節約」，想方設法地把能量儲備起來以備不時之需！這類失常是後天習得，變成一種頑強的肥胖症，難以消瘦。不過，有了生理時鐘基因營養

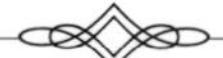

學，我們一定可以克服！

引起節能細胞「超常表現」的原因有很多，像是大腦受創、情緒低落、工作壓力、感情問題、運動傷害等等。簡言之，都是些會干擾基因的事件，特別是節能基因。

不管是什麼原因造成，為回復身材，只有一個解決辦法：取用最適基因的食物（而且只依其基因結構攝食），並依據血型激發燃燒油脂。

而在進食的時候，你的基因會再觸發代謝，燒得更多。

除此之外，生理時鐘基因飲食法還把「食物耐受性」的概念統整進來，保證養分能在腸道更充分地被吸收利用，更有效地參與人體的各項活動，效率愈高意味著消耗愈大。你的體重就在不知不覺中減了下來！

藉此，生理時鐘基因營養學就能突破難以消瘦下來的障礙，並且可長可久。

你的血型決定了你是哪類人

自古以來，血對於我們人類來說，是很神聖的東西。每個人體內都有5至6升的血液，占了人體重的7%至8%。血的作用在於輸送氧氣和養分到人體的各個器官，這對於全身細胞生存並發揮功能十分必要，同時還會回收二氧化碳和其他代謝垃圾。

血液由55%的血漿和45%的血球組成。血球分成截然不同的三類：白血球、紅血球和血小板。

世界範圍的血型比例

血型	O	A	B	AB
比例	45%	40%	11%	4%

來源：《健康雜誌》。

我們的個性，流淌在我們的血管裡？

性格測試的方法，五花八門。我們知道的有星座論、筆跡論、形態學等等，而這裡我們要說的是血型論！

法國的血型論

法國著名的人類學高等學校的教授學者雷恩布代爾，把四種血型的性格特徵歸類如下：

1. A型：和諧。
2. O型：韻率。
3. B型：節奏。
4. AB型：複合。

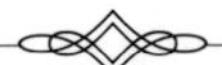

血型	O 韻率	A 和諧	B 節奏	AB 複合
優點	思維清晰 思想集中 洞察力強 現實主義 積極樂觀 領導才能 實業家	有條理 細緻小心 有組織 冷靜 敏感 工作嚴謹 認真	獨立 開朗 創新 直觀 熱情 敬業 邏輯	組織領導能力 思維清晰 誠實 直觀 注意力集中 理性 適應能力強
缺點	不謹慎 固執 自私 嫉妒 易怒 奉承 不忠	複雜 悲觀 封閉 不具領導性 緊張 焦慮 動作遲緩	沒有遠見 組織能力差 不謹慎 羞恥心不強 不忠 善變 自私	猶豫不決 行動遲緩 記仇 浮躁 不忠 無所顧忌 沒有恆心

對照一下這個表格，你就能更了解同事甚至是老闆的性格特徵！你只需要問他們「你是什麼血型？」就夠啦。不過，要在交談中藉機提出這個問題，可沒那麼容易。

日本的血型論

亞洲人，尤其是日本人，對於血型論很迷信。

在歐洲，人們經常會很自然的詢問別人的星相來分析對方的性格，運勢。而在日本，人們更習慣透過血型來推測。

所以，如果日本朋友初次見面就問你是什麼血型，你不用大驚小怪。

在日本，血型論，有時被用作公司錄用新員工的參考。有的甚至認為，為了達到最高效率，一個團隊的成員，必須根據血型按比例建構。京都一個有名的航太獵頭公司，得出的結論是：最理想的機組成員，A型血的人至少要超過68%。

日本人對不同血型的性格分析如下：

O型：社交能手

受人歡迎，相當自信，你相當有創造才能，永遠是人們關注的焦點。你總是給人留下美好的印象，魅力四射。有條理，有決心，天生的領袖，不達目的絕不罷休。

適合的職業為：銀行家、政客、職業運動員。

A型：外冷內熱

表面冷靜，內心焦慮。你是完美主義者，卻靦腆而敏感。近乎內向，但性情穩定，胸懷遠見。你是個很好的傾聽者，對於色彩和周圍環境很敏感。追逐時尚，但卻不屑花哨的噱頭。

適合的職業：圖書館館員、經濟學家、作家。

B型：魅力四射

喜歡追逐目標，迎接挑戰。非常有魅力，深得人心。天生的批評家（除了自我批評）。做事不夠嚴謹，不拘小節。我行我素，自信樂觀。

適合的職業：軍官、電視節目主持人、記者。

AB型：雙重人格

AB型具有雙重性格，兼具A型和B型的特徵。可能靦腆的同時又很開放，有時猶豫不決，有時滿懷信心。不喜歡引人矚目，隨和易處。做事嚴謹邏輯，聰明，耐心，專注，常常不負眾望。

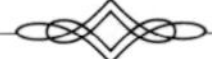

適合的職業：律師、教師、社會工作者。

儘管這個理論遭到很多質疑，有覺得純屬迷信，也有認為其過於簡單籠統，但是大家仍津津樂道。一九七〇年代，日本知名推廣者能見正比古（Masahiko Nomi），寫了一本關於血型性格論的著作，此後，人們的熱情更是一浪高過一浪。我們這就來看看他的分析！

能見正比古有關血型與性格的研究

血型	O型	A型	B型	AB型
正面特性	隨和易處 社交能力強 積極樂觀	誠實 創造力 敏感 內斂 耐心 負責	激情 熱情 開拓 創造力 堅定	自由自在 冷靜 理智 易相處
負面特性	狂妄 虛榮 自大 嫉妒	拘泥小事 性急 固執 緊繃 保守	自私 不負責 狠心 反覆無常	愛批評 猶豫不決 輕率冒失 不負責任

今天，有很多日本的紅娘公司流行以血型來配對。這股風潮也吹到了美國。歐洲好像還沒有吹到。但是，以日本在世界經濟中的地位，和未來的發展趨勢，我們有理由相信，血型論遲早也會風靡歐洲。

告訴我你的血型，我教你該吃什麼

A、B和AB代表三種不同抗原。紅血球表面有哪種抗原，就屬於哪種血型。O型血的紅血球表面則沒有抗原。除了根據抗原分類，還要加上Rh因子，顯示D抗原的存在與否。有就是陽性（Rh+），反之則是陰性（Rh-）。

古代醫學大師、現代醫學之父——希波克拉底，很早就已經論斷，一個人的疾病一定和他的生存環境緊密關聯。環境則包括：氣候、飲食和生活習慣等。他還注意到病患有其「地域性」。

到了一九〇〇年，奧地利醫生蘭德施泰納（Landsteiner）發現了人類的四種血型，不久後又發現Rh因子，完善了血型分類。

血型分類是什麼意思？

血型是由父母所遺傳得來的特質。負責編碼的有兩個基因（一個來自父親，另一個來自母親）。

依據血液中紅血球表面所呈現的抗原（也就是蛋白質以及醣類），將人們區分成不同血型。

三十年前，美國醫生達達莫又發現，可依據不同血型推論出對於某些食物無法相容。

就像A型血和B型血不合一樣，有的食物很適合某甲，卻完全不適合某乙，按達達莫醫生所說：「對一個人是養分，對另一個人可能就成了毒藥。」達達莫發現，食物也可以和血型一樣分類，如果遇到不合的血型就會凝結起來。消化是會消化，但並不完全，而且吃到這些會讓人不舒服的食物也會中毒。

了解這套抗原系統，才能深入理解食物對健康有多麼重要。外來抗原進入體內，血型所屬的抗原會立刻產生抗體進行反擊，抗體和

外來抗原結合，隨之將其逐出體外。

當然，有人，即使吃了不符合他血型的食物，也不會產生很大的反應，那是因為他們的適應能力非常強。然而，另一些人就會產生過敏、骨關節炎、自身免疫疾病，甚至於癌症。適合其血型的飲食法可改善、緩解或中止症狀表現。然而在們這種現代社會，調整飲食就變得至關重要。

不符合血型的飲食，對人體產生很大的污染，照順勢療法醫學所說，就是養分沒有進入合適的土壤。

綜上所述，不同的血型應選擇相對應的飲食，才能完善消化吸收。

四種血型，四種飲食

為什麼四種血型的體質，會有如此巨大的差別？現代人類學家研究推論，四種血型在地球上出現的時間，有先後之分。

總結來說，依據此假設，狩獵時期只有一種，就是O型血，所以O型血的人難以適應穀物糧食而應多吃動物性蛋白。A型血始於農耕時期，適合素食。B型血最早出現於遊牧民族，即西歐被蠻族入侵那段時期，人們對於飲食的包容性和適應性大大增強。AB型也具有相近的特性。

我們得出這樣的結論，每個人身上都留著記憶，保存其血型出現那時所適應的飲食習慣。

而這個飲食習慣正是可以幫助你保持健康，更可消去你身體不能有效燃燒而無用的堆積，那些過多的體重。

把遵循你的血型而合理進食，當作一種新的健康生活方式，不知不覺中，你會發現體重控制住了，氣色更好，身體更健康！

依據血型來選擇飲食法很有效，因為這是理性行為所提出的方案，並經科學驗證，況且還合乎你的細胞型態。

針對每種血型，所有的食物都可以分為三類：

1. 有益食物。如同具療癒效果。醫學上我們也稱之為進補的食物。
2. 中性食物。既不特別有益也不具毒性。
3. 毒性食物。長期食用，對人體產生危害。

以下的表格摘自達達莫醫生的著作《四種血型，四種飲食》。

O型

對O型血的人來說，理想的飲食是富含動物性蛋白質，就像我們的祖先克羅馬儂人那樣。

然而這類的人不耐乳製品以及穀類，因為他們的消化器官尚未適應這些「新產品」。

有益食物

肉類	羔羊肉、牛肉、心臟、小牛肝、野味、羊肉、小牛肉
海產類	西鯡、白斑狗魚、馬鮁魚、無鬚鱈、劍旗魚、鱘、庸鰈、鮮鯡魚、鯖、牙鱈、鮭魚、鱈、鱸、鮭、鰑、鱒
油脂類	亞麻籽油、橄欖油
堅果和種子類	南瓜籽、胡桃

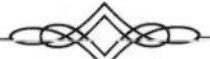

豆類和豆製品	紅豆、可可豆、豇豆
穀物類製品	小麥胚芽麵包
蔬菜	蒜、藻類、朝鮮薊、甜菜（葉）、野甜菜、芥蘭、花椰菜、苦苣、羽衣甘藍、大頭菜、菠菜、秋葵、蕪菁、黃洋蔥、紅洋蔥、歐洲防風、紅薯、香芹、蒲公英、韭蔥、青椒、南瓜、辣根、直莖萵苣、菊苣、菊芋
水果類	新鮮及乾燥的無花果、李子乾，鳳梨汁、櫻桃汁、梅子汁
其他飲料	水（有氣泡或無氣泡）

中性食物

肉類	鵪鶉、鴨肉、火雞肉、野雞肉、兔肉、雞肉、鷓鴣肉
海產類	鯷魚、鰻、舌齒鱸、鮟鱇、魷魚、鯉、蛤蜊、扇貝、螃蟹、蝦、小龍蝦、蝸牛、胡瓜魚、鰈魚、尖嘴平鮋、蛙類、燻鱈魚、龍蝦、蠔、棘刺龍蝦、鬼頭刀、石斑魚、貽貝、鮑、鯊、鮪、長鰭鮪、海鮭
油脂類	菜籽油、魚肝油、芝麻油
乳製品	黃油、飛達芝士、山羊芝士、大豆芝士、豆奶、莫澤雷勒芝士

堅果和種子類	杏仁、杏仁抹醬、葵花子抹醬、栗子、芝麻、葵瓜子、榛子、澳洲胡桃、胡桃、松子
豆類和豆製品	蠶豆、小粒菜豆、紅豆、黃菜豆、黑豆、斯瓦松豆、豌豆、鷹嘴豆、豌豆莢、黃豆、豆腐
穀物類及其製品	莧籽、黑麥麵包、奶油米飯、分穎小麥、分穎小麥粉、大麥粉、米粉、蕎麥粉、黑麥粉、年糕、小米發糕、大麥、分穎小麥麵包、大豆麵包、小米窩頭、全麥麵包、無麩質麵包、藜麥、印度香米、白米、糙米、野米、發糕、蕎麥、米麩
蔬菜	小茴香、蘆筍、竹筍、甜菜、胡蘿蔔、西洋芹、西洋山人參、蘿蔓生菜、蔥、黃瓜、香菜、高大環柄菇、各種南瓜、節瓜、水芹菜、分蔥、苦苣、茴香、薑、山藥、蒽、綠橄欖、辣椒、秀珍菇、黃椒、青椒、蘿蔔、芝麻菜、蕪菁、番茄
水果類	杏桃、鳳梨、香蕉、楊桃、黑醋栗、櫻桃、檸檬、青檸檬、紅莓、椰棗、無花果、覆盆子、芭樂、石榴、覆盆子、柿、奇異果、芒果、藍莓、油桃、葡萄柚、木瓜、西瓜、桃、青隨子、葡萄乾 杏桃汁、胡蘿蔔汁、葡萄柚汁、木瓜汁、葡萄汁
其他飲料	啤酒、綠茶、白酒、紅酒

有害食物

肉類	培根、火腿、鵝、豬肉
海產類	大鱗魣、魚子醬、燻鯡魚、章魚、鮭魚、燻鮭魚
油脂類	花生油、紅花油、玉米油
乳製品	藍色芝士、布里起司、卡門貝、切達芝士、冰淇淋、愛丹、衣曼塔、新鮮奶酪、高達、格魯耶爾、克弗、半脫脂牛奶、全脂牛奶、脫脂牛奶、羊奶、蒙斯特、巴馬芝士、波羅伏洛、力可達、各種優酪乳
堅果類	花生醬、花生、罌粟籽、巴西栗、腰果、開心果
豆類和豆製品	羅望子、白芸豆、紅豆、紅扁豆、綠扁豆
穀物類	（小麥製）貝果、布格麥食、庫司庫司、玉米片、麥糊、燕麥粉、小麥粉、冬麥粉、全麥粉、杜蘭小麥粉、發芽小麥粉、麩質麵粉、玉米粉、燕麥片、小麥胚芽、英式馬芬、無發酵麵包、全麥麵包、多穀麵包、麵條、蕎麥麵、硬麥粗粒麵、粗粒小麥粉、粗粒玉米粉、七穀食、燕麥麩、小麥麩

蔬菜	茄子、鱷梨、蘑菇、甘藍、結球甘藍、抱子甘藍、白菜、紫甘藍、花菜、玉米、芥菜、黑橄欖、馬鈴薯
水果類	芭蕉、小柑橘、草莓、甜瓜、桑椹、椰子、柳橙、大黃 甘藍汁、柳橙汁、蘋果汁
其他飲料	烈酒、咖啡、不含咖啡因咖啡、蘋果酒、各種蘇打水（包括無糖）、紅茶（包括不含咖啡因）

其消化道強健且免疫系統過度活躍，血型為O的人卻不能忍受飲食或環境變化。他們的理想生活方式應維持體能活動，並且飲食富含動物性蛋白質。

A型

血型為A的人，建議飲食方式為素食，會令我們想到其農耕祖先。

A型的人不適合富含肉類及乳製品的飲食，這會造成他們的鼻竇與呼吸道的黏膜過度分泌。為維持健康，A型的人也應該盡量趨向自然：盡可能是新鮮、生的農產。

有益食物

肉類	無
海產類	鮟鱇、馬鮁魚、鯉、蝸牛、鯖、牙鱈、石斑魚、鱈、鱸、沙丁魚、鮭魚、虹鱒、海鱒
油脂類	亞麻籽油、橄欖油
乳製品	大豆芝士、豆奶
堅果類	花生醬、花生、南瓜子
豆類和豆製品	小粒菜豆、紅豆、可可豆、黑眼豆、黑菜豆、紅扁豆、綠扁豆、豆腐
穀物類	莧籽、燕麥粉、米粉、蕎麥粉、黑麥粉、年糕、小麥胚芽麵包、大豆麵包、蕎麥麵
蔬菜	朝鮮薊、甜菜（葉）、野甜菜、青花菜、胡蘿蔔、苦苣、羽衣甘藍、菠菜、蕪菁、黃洋蔥、紅洋蔥、防風、香芹、蒲公英、韭蔥、南瓜、辣根、直莖萵苣、菊苣、菊芋
水果類	杏、鳳梨、小紅莓、櫻桃、檸檬、無花果、無花果乾、桑椹、歐洲越橘、葡萄柚、蜜棗、李子 杏汁、鳳梨汁、胡蘿蔔汁、芹菜汁、櫻桃汁、檸檬汁、葡萄柚汁、梅子汁
其他飲料	咖啡（包括不含咖啡因）、水、綠茶、紅葡萄酒

中性食物

肉類	火雞肉以及雞肉
海產類	尖齒鱸、白斑狗魚、胡瓜魚、劍旗魚、鱘、尖嘴平鮋、鮑、鯊、長鰭鮪
油脂類	魚肝油、菜籽油
乳製品	飛達芝士、山羊乳酪、克弗、羊奶、優酪乳
堅果類	杏仁、杏仁抹醬、葵花子抹醬、栗子、罌粟籽、芝麻、葵瓜子、榛子、澳洲胡桃、松子
豆類和豆製品	蠶豆、斯瓦松豆、菜豆、豌豆、豌豆莢
穀物類	圓錐小麥、布格麥食、玉米片、庫司庫司、米糊、薏仁、杜蘭小麥粉、發芽小麥粉、分穎小麥粉、麩質麵粉、玉米粉、大麥粉、燕麥片、黑麥麵包、小米、小米窩頭、大麥、分穎小麥麵包、糙米麵包、無麩質麵包、黑麥麵包、蕎麥麵、藜麥、印度香米、白米、糙米、野米、發糕、燕麥麩、小麥麩
蔬菜	藻類、蘆筍、鱷梨、竹筍、甜菜、西洋芹、西洋山人參、抱子甘藍、花菜、蘿蔓生菜、青蔥、黃瓜、香菜、各種南瓜、櫛瓜、水芹菜、分蔥、苦苣、茴香、萵苣、玉米、mesclun、芥菜、蔥、綠橄欖、秀珍菇、蘿蔔、芝麻菜、蕪菁、黃豆芽

水果類	楊桃、黑醋栗、青檸檬、椰棗、無花果、草莓、覆盆子、芭樂、石榴、紅醋栗、柿、奇異果、油桃、西瓜、水蜜桃、梨、蘋果、白葡萄、紅葡萄、葡萄乾 甘藍菜汁、黃瓜汁、蘋果汁、葡萄汁
其他飲料	蘋果酒、白酒

有害食物

肉類	羔羊肉、培根、牛肉、鵪鶉、鴨、內臟、雉雞、野味、火腿、兔肉、羊肉、鵝、鷓鴣、豬、小牛肉
海產類	西鯡、鯷魚、鰻、大鱗魣、魷魚、青蛙、燻漬鱈魚、鯡、燻鯡魚、龍蝦、魚子醬、蛤蜊、無鬚鱈、扇貝、螃蟹、蝦、螯蝦、鰈魚、庸鰈、蠔、鳳凰螺、貽貝、鯰魚、章魚、燻鮭魚、鰨
油脂類	花生油、紅花油、玉米油、芝麻油
乳製品及蛋類	白脫乳、黃油、藍芝士、布里、卡蒙貝、切達芝士、cottage芝士、霜淇淋、愛丹、衣曼塔、新鮮奶酪、高達、格魯耶爾、半脫脂牛奶、脫脂牛奶、全脂牛奶、蒙斯特、巴馬芝士、乳清、波羅伏洛
堅果類	巴西胡桃、腰果、開心果

豆類和豆製品	羅望子、黃菜豆、白芸豆、花豆、鷹嘴豆
穀物類	碎麥粒、麥糊、杜蘭小麥粉、全麥麵包、多穀物麵包、麵條、全麥麵粉、軟質小麥粉、小麥胚芽、英式馬芬、無發酵麵包、硬質小麥粗粒粉麵食、小麥麩
蔬菜	茄子、蘑菇、洋白菜、大白菜、紫甘藍、山藥、黑橄欖、紅薯、辣椒、馬鈴薯、青椒、黃椒、紅椒、番茄
水果	香蕉、芭蕉、小柑橘、芒果、甜瓜、椰子、柳橙、木瓜、大黃 橙汁、木瓜汁、番茄汁
其他飲料	烈酒、啤酒、氣泡水、各式蘇打水（包括無糖）、紅茶（包括不含茶鹼）

從最早期的定居農耕者以來，血型為A的人適合植物性的飲食，也就能保持苗條有活力。這種人的消化道相當敏感，適合安穩的飲食及環境。

B型

B型的人飲食應求均衡、自然。O型及A型的有益食物加起來，正合所需。應注意，只有B型的人天生能消化吸收各式乳製品。

有益食物

肉類	羔羊肉、野味、兔肉、羊肉
海產類	西鯡、鮟鱇、鱘、鰈魚、鯖、石斑魚、白斑狗魚、魚子醬、無鬚鱈、金頭鯛、庸鰈、尖嘴平鮋、燻漬鱈魚、鬼頭刀、鱈、沙丁魚、鰑、海鱒魚
油脂類	橄欖油
乳製品	cottage芝士、飛達芝士、山羊芝士、優格冰淇淋、克弗、羊奶、半脫脂乳、脫脂乳、力可達、原味優酪乳、水果優酪乳
堅果類	無
豆類和豆製品	黃莢菜豆、白芸豆、花豆
穀物類	分穎小麥、燕麥粉、米粉、燕麥片、米糕、小米、發芽小麥粉、全穀米麵包、發糕、燕麥麩、米麩
蔬菜	茄子、甜菜、青花菜、胡蘿蔔、洋白菜、抱子甘藍、大白菜、花菜、羽衣甘藍、紫甘藍、山藥、芥菜、歐洲防風、紅薯、香芹、辣椒、黃椒、紅椒、青椒
水果類	鳳梨、香蕉、紅莓、木瓜、李子、白葡萄及紅葡萄 鳳梨汁、紅莓汁、甘藍菜汁、木瓜汁、葡萄汁

其他飲料	水、綠茶

中性食物

肉類	牛肉、火雞、雉、肝臟、小牛
海產類	烏賊、馬鮫魚、鯉、扇貝、胡瓜魚、劍旗魚、鯡、燻鯡魚、鮟鱇、牙鱈、鮑、鱸、鯊、鮭、虹鱒魚
油脂類	澄清黃油、魚肝油、亞麻籽油
乳製品	白脫乳、奶油、布里、衣曼塔、新鮮乳酪、大豆芝士、豆奶、蒙斯特、諾夏泰勒
堅果類	杏仁、杏仁抹醬、栗子、核桃、巴西胡桃、澳洲胡桃、胡桃
豆類和豆製品	蠶豆、小粒菜豆、黃豆、羅望子、白芸豆、斯瓦松豆、豌豆、豌豆莢
穀物類	米糊、麵粉、分穎小麥粉、分穎小麥麵包、無麩質麵包、大豆麵包、麵條、杜蘭小麥粗粒麵食、藜麥、印度香米、糙米、白米

蔬菜	大蒜、藻類、蒔蘿、蘆筍、竹筍、野甜菜、西芹、西洋山人參、蘑菇、菊苣屬、大頭菜、寶塔花菜、青蔥、黃瓜、高大環柄菇、各種南瓜、櫛瓜、水芹菜、分蔥、苦苣（又稱苦菊）、菠菜、茴香、薑、萵苣、mesclun、蕪菁、黃洋蔥及紅洋蔥、蒲公英、秀珍菇、韭蔥、馬鈴薯、辣根、直莖萵苣、芝麻菜、蕪菁甘藍、菊苣、紫菊苣
水果類	杏、芭蕉、黑醋栗、櫻桃、檸檬、青檸檬、小柑橘、椰棗、無花果、無花果乾、草莓、覆盆子、木瓜、紅醋栗、奇異果、芒果、甜瓜、藍莓、油桃、柳橙、葡萄柚、西瓜、桃、梨、蘋果、李、葡萄乾 杏汁、胡蘿蔔汁、芹菜汁、櫻桃汁、檸檬汁、黃瓜汁、橙汁、葡萄柚汁、蘋果汁、梅子汁
其他飲料	啤酒、咖啡（包括去咖啡因的）、蘋果酒、茶（包括去茶鹼的）、紅酒及白酒

有害食物

肉類	培根、鵪鶉、鴨、心臟、火腿、鵝、鷓鴣、豬肉、雞肉
海產類	鯷魚、鰻、舌齒鱸、大鱗魣、蛤蜊、螃蟹、蝦、螯蝦、蝸牛、青蛙、龍蝦、牡蠣、鳳凰螺、貽貝、章魚、燻鮭魚
油脂類	花生油、紅花油、菜籽油、玉米油、芝麻油、葵花油
乳製品	冰淇淋、藍芝士
堅果類	花生醬、葵瓜子醬、花生、葵瓜子、榛子、腰果
豆類和豆製品	紅豆、可可豆、黑眼豆、黑菜豆、紅扁豆、鷹嘴豆、黃豆、豆腐
穀物類	莧籽、貝果（小麥製）、小麥片、粗粒麥食、玉米片、庫司庫司、杜蘭小麥粉、全粒粉、小麥麩質粉、玉米粉、大麥粉
蔬菜	朝鮮薊、鱷梨、玉米、黑橄欖、綠橄欖、南瓜、番茄、菊芋
水果類	楊桃、仙人掌果、石榴、柿、椰子、大黃番茄汁
其他飲料	烈酒、氣泡水、各種蘇打水（包括無糖）

精實又有活力，B型血的人天生具有強健免疫系統。他們吃很多乳製品，也曉得如何利用動物性及植物性的營養素。

AB型：

AB型的人相當少見，也是比較晚期才出現，因為這種人結合了A型以及B型的特殊個性。他們相當善變，但其免疫系統卻十分出色，這都要歸功於能夠產生A型還有B型的抗原。

有益食物

肉類	羔羊肉、火雞肉、兔肉、羊肉
海產類	西鯡、鮟鱇、白斑狗魚、馬鮁魚、無鬚鱈、金頭鯛、蝸牛、鱘、尖嘴平鮋、鬼頭刀、鯖、石斑魚、鱈、沙丁魚、長鰭鮪、虹鱒、海鱒魚
油脂類	橄欖油
乳製品	cottage芝士、飛達芝士、山羊芝士、克弗、羊奶、莫澤雷勒芝士、力可達、優酪乳
堅果類	花生醬、花生、栗子、核桃
豆類和豆製品	黃豆、可可豆、白芸豆、綠扁豆、豆腐
穀物類	分穎小麥、燕麥粉、發芽小麥粉、全麥麵包、黑麥麵包、大豆麵包、米粉、黑麥粉、大麥片、年糕、小米、發芽小麥麵包、香米、白米、糙米、野米、發糕燕麥麩、米麩

蔬菜	大蒜、茄子、甜菜、青花菜、山藥、芥菜、防風、紅薯、香芹、蒲公英、芹菜、花椰菜、羽衣甘藍、黃瓜、香菇、天貝
水果類	鳳梨、紅莓、櫻桃、檸檬、無花果、無花果乾、醋栗、奇異果、葡萄柚、梅子、紅葡萄及白葡萄 紅莓汁、胡蘿蔔汁、櫻桃汁、芹菜汁、甘藍汁、木瓜汁、葡萄汁
其他飲料	無

中性食物

肉類	雉雞、鵝肝
海產類	魷魚、鯉、扇貝、魚子醬、劍旗魚、鯡、鮟鱇、牙鱈、貽貝、鮑、鱸、鯰魚、鯊、鮭魚
油脂類	澄清黃油、花生油、菜籽油、魚油、亞麻籽油
乳製品	車打芝士、愛丹、衣曼塔、大豆芝士、高達、格魯耶爾、半脫脂牛奶、脫脂牛奶、豆奶、蒙斯特、諾夏泰勒、乳清
堅果類	杏仁、杏仁抹醬、巴西胡桃、腰果、澳洲胡桃、胡桃、松子、開心果
豆類和豆製品	蠶豆、小粒菜豆、羅望子、白芸豆、斯瓦松豆、紅扁豆、豌豆、豌豆莢

穀物類	莧籽、貝果（小麥）、碎粒小麥、分穎小麥、庫司庫司、麥糊、米糊、麵、杜蘭小麥粉、全粒麵粉、分穎小麥粉、小麥麩質粉、大豆片小麥胚芽、大麥、無發酵麵包、全穀麵包、多穀物麵包、無麩質麵包、麵條、杜蘭小麥粗粒粉麵食、藜麥、七穀食、麥麩
蔬菜類	藻類、蘆筍、竹筍、野甜菜、胡蘿蔔、小茴香、西洋山人參、蘑菇、菊苣屬、洋白菜、抱子甘藍、大白菜、大頭菜、寶塔花菜、紫色捲心菜、青蔥、香菜、高大環柄菇、各種南瓜、櫛瓜、水芹菜、分蔥、苦苣（又稱苦菊）、菠菜、茴香、薑、萵苣、mesclun、蕪菁、黃洋蔥及紅洋蔥、綠橄欖、秀珍菇、韭蔥、馬鈴薯、南瓜、辣根、直莖萵苣、芝麻菜、蕪菁甘藍、菊苣、番茄
水果類	杏、芭蕉、黑醋栗、青檸、小柑橘、棗、草莓、覆盆子、甜瓜、藍莓、油桃、木瓜、西瓜、水蜜桃、梨、蘋果、梅子、葡萄乾 杏汁、鳳梨汁、檸檬汁、黃瓜汁、葡萄柚汁、蘋果汁、李子汁
其他飲料	啤酒、蘋果酒、蘇打水、紅、白葡萄酒

有害食物

肉類	培根、牛肉、鵪鶉、鴨、心臟、肉皮、火腿、鵝、鷓鴣、豬肉、雞、小牛
海產類	鳳尾魚、鰻魚、梭魚、蛤蜊、螃蟹、蝦、小龍蝦、比目魚、青蛙、龍蝦、牡蠣、海螺、章魚、煙燻鮭魚
油脂類	紅花油、玉米油、芝麻油、葵瓜子
乳製品	牛奶、黃油、藍芝士、花生、霜淇淋、全脂牛奶、帕馬森芝士
堅果類	葵瓜子、南瓜子、罌粟種子、芝麻、榛子
豆類和豆製品	紅豆、黑豆、鷹嘴豆
穀物類	玉米片、玉米粉、薏仁粉、蕎麥、苦蕎
蔬菜	玉米、黑橄欖、甜椒、水蘿蔔、豆芽、菊芋
水果類	香蕉、楊桃、芭樂、芒果、椰子、柳丁、大黃、橙汁
其他飲料	烈酒、各種蘇打水（包括不含糖）、紅茶（包括不含咖啡因）

我吃，所以我瘦！

你已經看到，如能攝取適合血型的食物，減少你們這種人有毒的食物，體重自然會降。

針對每種血型，還有幾樣食物特別能夠提升減肥效果！

O型

大量進食海藻和海鮮：這些食品富含碘，能促進甲狀腺素的分泌。多吃富含維生素B的食物，如肝臟、蛋類、魚、瘦肉、綠色蔬菜、核桃。

A型

多利用植物油，可以促進消化。黃豆和其製品可以增強免疫。還有鳳梨，對消化也很有幫助。其他的豆類都可以考慮，對促進胃腸道的吸收百益無害。

B型

新鮮豆類、乳製品、山羊乳酪還有橄欖油都可以隨意享用。

AB型

多吃豆製品、魚、海鮮，還有新鮮豆類及鳳梨。

食物過敏和不耐受

生活中，我們經常會聽到某某人說：「哦不謝了，我不能吃這個，因為我吃了會肚子疼」，而另外又有的會說吃了別的東西就頭疼。究竟是什麼原因？

食物過敏，是指進食某種食物後，免疫系統對其蛋白（即過敏源）產生的排斥反應。輕微者，唇腫，起疹；重者，呼吸困難甚至危及生命！過敏反應，通常進食之後的很短時間內就會發生。

至於食物不耐受，則並非免疫系統的問題。這屬於發炎反應，源自消化道，造成諸多症狀，像是呼吸不順、消化不良、蕁麻疹、溼疹、發癢、關節不順等等。

上述反應會在吃進那種食物之後數小時至數天後才發生，這些現象阻礙腸道功能，讓身體變差。

原因何在？工業化生產食品、壓力還有環境因素、反覆攝取同一種食物、酒精等等。

食物過敏相當常見，據統計大約45%的歐洲人都有，但是很多人身體不適卻毫不知情。

我會成為過敏者嗎？

過敏可以隨時隨地發生，環境以及體內的污染可能會削弱呼吸系統的黏膜，像是鼻、竇、支氣管。而且，這就造成你對於環境中的有機分子起劇烈反應。

況且，有的食物吃了很多年都太平無事， 突然有一天，毫無預警就變成了過敏原。

乳糖過敏

這是工業化國家最常見的過敏，我可以這麼說，我們所有人都對它過敏，只是輕重不同而已。為什麼呢？

乳糖是一種存在於哺乳動物乳汁內的雙糖：由葡萄糖和半乳糖組成。要想乳糖被小腸消化吸收，需要把兩個分子切開，完成這一任務的就是乳糖酶。

問題是這個酶在嬰兒期十分活躍，而隨著年齡的增長，逐漸減少甚至消失，我們就開始對乳糖過敏。

如果體內乳糖酶不足或缺乏，在攝入八個小時後就會出現初步的過敏反應，如腹瀉、脹氣、腸鳴、抽筋等等不適。

所有乳製品都含有乳糖，但是含量不同。在優酪乳和發酵乳中，

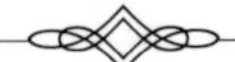

就相對少很多，因為菌群已經消化掉了部分乳糖。

若想絕對避免乳糖所造成的那些小小不快，不妨選飲豆奶，其中所含蛋白質（3.8%）、維生素（尤其是維生素A、E和維生素F）以及礦物質（甚至超過了母乳），是健康的好幫手！

雞蛋過敏

雞蛋過敏可能會從嬰兒期便開始，到六、七歲的時候逐漸消失，但有的人也可能終身過敏。

過敏的根源主要是雞蛋白中的蛋白質和人體免疫系統發生應激反應。如果你有過敏，那最好完全別吃蛋。要想完全將蛋黃、蛋白分離，幾乎是不可能的；黏在蛋黃上的一丁點兒蛋白過敏原，也會導致嚴重反應。

各種過敏狀況都有可能：噁心、嘔吐、腹瀉、皮膚紅腫、癢、溼疹、蕁麻疹、流涕、打噴嚏、咳嗽、呼吸困難、刺眼、流淚。

一般來說，只要蛋下肚後幾分鐘內就會出現反應。少許症狀也可能過二到四個小時才顯現。

食物過敏並沒有簡單的治癒之道：避免攝食過敏原蛋白。除了蛋本身，還得減少含有雞蛋成分的食物。

為求了解，要詳查包裝上的成分表。有些特別的字就是指出產品內含有蛋，像是卵黏蛋白（ovomucine）、卵白素（albumine）、蛋飲、卵磷酯。

麩質過敏

最後我們來說一下麩質（gluten），首先得了解何謂麩質。顧名思義，麩質就是存在於某些穀物中的一種蛋白質，像是小麥（軟質小麥、分穎小麥、圓錐小麥）、黑麥（黑小麥）、大麥、某些燕麥。

而且，我們可在各種食品當中找到含有麩質，例如：罐頭及即食食品、速食湯、冰淇淋、優格……

麩質過敏相當常見（以法國為例，約10％至20％的人確診），會引發多種症狀，常見的有：消化問題（腹痛、腹脹、腹瀉），還有皮膚過敏（紅腫、蕁麻疹……）。

事實上，這種過敏無法治癒。唯一的解決之道就是：完全避免麩質！

如你所知，採行無麩質飲食可能會對社交活動造成影響，尤其是到食堂吃大鍋飯的時候。不過，開始遵照這種飲食法之前，應該去找過敏科醫師諮詢，確定診斷比較好。

只要做一次簡單的血檢，就可以知道你對哪些食物過敏。有了這種不耐檢驗，就可以曉得要避免吃什麼，或是飲食與環境當中應去除什麼東西，才能盡量減少不耐症狀。趕快行動吧，早點知道什麼食物不適合你，早點讓你的身體開始健康地進食。

患有過敏症，並不表示你就得喪失美食之樂。該這麼說吧，你得換個方式吃，避免那些對你身體不好的食材。還有好多可以替代補償的呢。如果吃了巧克力，臉上就會冒出紅疹，那就別吃嘛！還有很多別的無害的甜食可享用。上餐館的時候，也可以找找有沒有特別針對不同過敏症患者設計的產品。

學習讀懂食品標示

製造商應該標出他們所生產的產品中所出現的全部成分（除非鮮食類）。然而，成分表如此之長，我們看了幾秒鐘之後不得不放棄！您可曉得應如何讀懂食品的成分表，更能解出其中的奧祕？

1. 首先，食品標示會寫產品的實際名稱，以及製造方式（快速冷凍、殺菌……）。
2. 依其含量列出產品所含有的成分：含量多的在前，含量少的在後。若表中第一項是「植物油」，那就足以提防這食物是很油的，這可不是個好兆頭！
3. 食品標示也應列出添加劑、香味劑、防腐劑、色素。而且列得愈多就表示這產品愈不夠天然。
4. 注意用字。舉列來說，說是「少糖」的調味水表示它含糖，但比汽水含糖少。「低脂」或「低糖」之類的話也要心存懷疑，那說了等於沒說。一樣食品可能去了油但無法去糖，反之亦然！

> 即食食品的成分要仔細挑選。留心所謂的「××風味」：只要有那麼一丁點的那種食材，就夠商人大肆吹噓。而且，最重要的是，別放過鹽分，這東西在什麼食品中都有，即使是甜品亦然！

生理時鐘基因營養療法：保證人體酸鹼平衡

蕭夏減肥法，不僅僅是幫助你減輕體重，同時更是幫你的身體排毒，長久保持年輕和健康。

首先探討酸鹼度平衡的概念。在你的體內，有些體液是酸性，有些則是鹼性，分別完成不同的任務。比如消化液是酸性，用來分解食物。而血液則是弱鹼性，用來運送養分到人體不同的器官。

過多酸性物質，源自因維生素或微量元素缺乏而產生的不良生化反應。如果攝入的酸性或酸化食物多於鹼性食物，就會變成酸性體質。這類酸化食物包括：可樂、汽水、魚、肉、穀物。

酸濃度過高，人體各組織受到攻擊，黏膜受侵害，各種疼痛炎症接踵而來。結果就是：皮膚乾燥、皸裂、牙齒鬆動、指甲變脆、毛髮稀疏。

聽起來很恐怖？這只不過是看得到的表象。而體內的變化更可怕：尿路灼燒，關節炎，天然的防禦機制衰退，各種細菌入侵；免疫系統不振，感染機率大增而且一再發作。

這麼說來，對付體質酸化，成了一大重要課題！那應該怎麼辦？

為了保持人體酸鹼平衡，我們要多食用鹼性食物，像是水果和蔬菜之類，適當的補充營養片劑也是需要的。

還有要增加呼吸頻率，尤其在大自然中運動，呼吸，也有助於重拾酸鹼平衡！所以別再猶豫啦，常常到森林裡盡情地享受大自然！

減肥為了更顯青春活力

減去4到5公斤體重，也同時會讓你忽然變得年輕！你會更有自信，更有活力，精力充沛！而且這種年輕的感覺由裡到外！

這一切都要歸功於你所採用的那套飲食法，就好比是一把掃帚，將摧殘歲月的垃圾從你體內逐漸清除！

頭號公眾大敵：炎症

你會問：炎症和衰老有什麼關係？

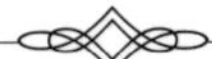

舉個簡單的生活實例，當你扭傷腳踝的時候，隨之而來就是發生炎症。你覺得不舒服，腳踝紅腫疼痛，全都是因為：細胞所分泌的細胞素（cytokine）發揮作用，腳踝發痛腫脹；接著細胞開始工作，製造用來修復損傷的物質。血管伸張，使患部變紅發熱。

在細胞壁的層次，這一發炎過程會破壞細胞膜內的脂肪酸，從而產生我們熟悉的自由基。所以我們稱細胞膜的炎症反應為衰老的前奏。

1. 年齡愈往上走，細胞膜的損壞就愈是累積。
2. 細胞膜硬化，彈性減少，通透能力下降。
3. 附著在細胞膜表面上的各類荷爾蒙和營養物質的接受體受損。
4. 最後，缺乏營養補給和受自由基侵擾的雙重因素下，細胞不再能夠自我複製，於是加速衰老。

炎症對我們的身體造成多重損害，還會導致眾多或輕或重的病態。

發炎傷害身體，不利免疫防禦。

那麼，免疫能力下降，又會如何？這麼說好了，已有的感染加劇，各種疾病相繼而至，各器官都受波及，全身不舒服：過敏、體乏（體能衰弱；對外界刺激提不起勁，不管什麼都一樣）、心血管老化（心絞痛、心肌梗塞）、神經系統疾病（帕金森氏症、阿茲海默氏症）、腦血管出問題、風溼、類風溼、骨質疏鬆、皮膚乾燥、皺紋加深、雀斑、青春痘等等。

炎症的後果遠不止這些。於是，對抗炎症成為一道重要課題！

那麼該如何對抗炎症？

一次簡單的血檢，透過對C反應蛋白含量的測定，就可以發現你體內的炎症程度。發現炎症後，最有效的對抗方法，其實是你的飲食。

1. 聽從我的意見，好好進食早餐。
2. 每頓都要吃蛋白質。
3. 吃魚油，補充OMEGA－3。
4. 生菜沙拉淋上橄欖油，補充OMEGA－6。
5. 多攝取抗炎能手——維生素E！

容我告訴各位，福無雙至，禍不單行！發炎之後，是氧化反應產生自由基，緊接著就是糖化反應，這是體重增加和衰老的元兇。

第二公眾大敵：糖化

糖化反應是糖和蛋白質堆積在關節、皮膚和肌肉接合處等地方。

具體來說，如果這堆糖堆積在關節處，就是關節炎；堆積在肌肉接合處，就是肌肉不再靈活；如果固著在皮膚，那麼皮膚將失去彈性，出現皺紋。簡而言之，全身變得僵化。

而這僅僅是表象！更可怕的是，糖化反應會影響到全身各個部位。不僅侵蝕還會摧毀其他重要器官，像是腎、肺、大腦等。

換句話說，糖化會讓你的身體「生鏽」。糖和蛋白質堆在關節會使你僵化，最後就有如被燒焦的糖一樣！

為了免除這個加速老化的因子，還是那句老話：最好的治療是食補！首要就在於食材的烹調方法。

還記得我之前說過，肉類中的肌酸（肌肉中所含的成分）在高溫下容易和蛋白質的成分（也就是胺基酸）發生化學反應，從而產生相當危險的毒性物質：雜環醯胺類（AHC）以及丙烯醯胺；前者會

攻擊遺傳物質，也就促發癌症生成，後者被世界衛生組織列為對健康有害的物質。

想想看：丙烯醯胺是塑膠工業所用的產品，烹飪溫度超過攝氏120度就會產生，其後果就不需要我講了吧！

切記：盡量生食，或者低溫烹飪！首選蒸燜的烹飪方式。

如何緩解糖化反應？有三種物質可以對抗糖化反應：

1. 肌肽（carnosine），自然物質，存在於骨骼肌和腦中，可對抗糖所造成的損傷。
2. 胺胍（aminoguanidine），化學抑制劑，可改善血管的彈性。
3. 硫辛酸（acide lipoïque），促進血糖（葡萄糖）轉換成能量，而且對細胞的老化起重要作用。

這些珍貴的藥品都需要醫生處方。

總之，要對抗這個隨年紀日漸突出的現象，別無其他良方：你得要盡全力減少攝食燒焦的食物。別再吃什麼炭烤牛排了！還不相信嗎，要知道吃一塊烤牛排相當於吸幾十根香菸！

酸中毒：無聲的殺手

每天，我們的新陳代謝都會從食物中吸收產生能量，食物中的能量主要來自脂肪、蛋白質和糖。這些能量在我們人體有不同的儲存形式：

1. 糖原存在於肝臟內。
2. 脂肪酸存在於脂肪組織中。
3. 蛋白質存在於肌肉。

新陳代謝提供能量，也同時產生垃圾，主要是各類酸。比如二氧化碳、氫，和其他來自身體細胞分解所生成的物質。

什麼是pH值？

談論酸中毒之前，先讓我們理解pH值。

pH值指的是「氫離子活性」。這是用來判定液體是酸性或鹼性的指標，所有的液體，包括人的體液（血、尿、唾液……），我們喝的各種飲料（水、咖啡、茶……），都包括在內。

pH值從0到14，中性即為pH值等於7。pH值小於7則為酸性，反之則是鹼性。人體血液pH在7.32到7.42之間。事實上，人的體內同時存在著酸離子H^+（氫離子）和鹼離子HCO_3^-（碳酸氫根），它們相互中和，而身體的機能就在於保持這兩種離子平衡。

酸中毒的產生

正常情況下，我們體內多餘的酸離子會被人體排除，氫離子通過腎臟排泄，二氧化碳通過肺的活動排出體外。身體不斷努力，要維持其體液的酸鹼平衡。然而不幸的是，有的時候，人體超負荷工作下，不能及時清除，無法維持pH值穩定。過多的酸沒能消除，從而使體液趨向酸化。這時就稱為代謝性酸中毒。

酸中毒是指身體無法適度除去過多的酸。而代謝性酸中毒特別是指酸性物質產出過多，或是血液無法順利除去這些酸性物質。

酸中毒的由來

雖然緊張焦慮的情緒，還有過於靜態的生活工作方式也會引起代謝性酸中毒，但是你應該已經曉得了，最主要的原因還是來自飲食！

二十世紀的工業和農業都經過急遽變動，已經徹底改變了我們的飲食習慣。

打著消費社會至上、飲食無罪的名號，我們吃進大量現成食物，方便、簡單、快速而且合乎每個人的口味。

而且，走過超市成排的貨架，堆滿各式商品，我們吃進的食品添加物每天來看是微乎其微，但重複累積也相當可觀。為了促進保存，增添色、香、味各方面，所加的各式食品添加物，都是些會傷害身體的酸類。

過於精細的食品，包括白麵粉、白糖、合成糖精，在體內釋放硫酸鹽和磷酸鹽，也會導致酸中毒。

氾濫成災的各類氣泡飲料和汽水，含有大量的磷酸。

最後，藥物過度使用，也是酸中毒的原因之一，比如大眾熟悉的阿司匹靈。

酸中毒的後果

代謝性酸中毒可以在人體隱匿很多年而不被發現！卻在不知不覺中對人的健康產生極大危害：風溼痛、肌肉痛、關節疼痛、骨質疏鬆、腎膽結石、無力體乏、皮膚起皺紋、失眠、提不起勁、頭暈目眩、腹瀉、食欲不振、呼吸不勻、心血管老化等等。

如何保持人體的酸鹼平衡？

首先，如果想知道自己是否為代謝性酸中毒的受害者，先去您的醫生那裡，做個檢查。確定一切正常的話，那就只需要注意平時的飲食習慣，還有生活方式！

飲食方面

從今以後你就曉得了：你的飲食當中含有太多酸化食物。這就表示，如果想重拾正常的pH值，那就要留意飲食。在此提出若干建議，可助你重歸代謝的均衡。

1. 每天喝至少1.5升水，選擇中性水。
2. 避免喝氣泡飲料和汽水。
3. 杜絕一切熟食速食。
4. 多攝取新鮮、簡單而且自家烹調的食物。

生活方式

1. 為自己減壓，累積的壓力愈少愈好。不妨練練瑜伽、太極拳。
2. 往好處想。哪怕生活中有再多的不盡人意，總是找得到一件好事。坦然面對，泰然處之。
3. 避免久坐，多做運動，有利於促進肺部增加呼吸次數。讓組織有足夠的氧氣可幫助酸的排除。

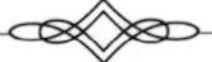

第四章

增重和減重的祕密

人類飲食結構在近五十年間的改變，已經超過了五千年來的變化。今天的飲食，遠比過去高糖、高油，並且食品添加物這類毒性物質氾濫成災。改變不良的飲食習慣，排除有毒脂肪，也就是堆在皮下那層不好的油，已經刻不容緩。

肝和胰腺：冠軍組合

姑且別去牽扯難懂的解說，那得靠偉大化學家才能解釋清楚，倒是應該提及這兩項器官在製造及儲藏毒脂肪的巧妙機制中占有主控地位。

「同生共死」這個成語恰如其分地概括了肝和胰腺的緊密關係，它們總是一前一後，一個為另一個服務，依據彼此需要而即時調節功能，以確保身體健全運作。

胰腺

分泌胰島素和升糖素，這兩種荷爾蒙都涉及將糖類和澱粉類食物轉換成純粹能量的過程。

肝

肝臟就像「瑞士刀」一物多用，既是化學工廠，也是分揀中心。

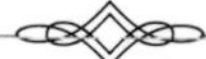

所有的成分都經它處理：

1. 將人體所需能量製成儲存狀態，然後把葡萄糖分送到各器官。
2. 分泌消化所必需的膽汁。
3. 分擔排除體內毒物的重任，可溶性毒素經尿液排出，不可溶毒素經糞便排出。但是有的毒素沒能及時排除體外，被儲存在全身的脂肪中，變成了毒脂肪。

調節工廠怎麼會造成天災

若肝臟能將毒素的濃度控制在一定的範圍內，人體可以照常運作。但如果超出了這一可接受範圍，比如狂食濫飲之後，肝臟將超負荷工作。偶爾為之，後果不會非常嚴重，但如果經常讓肝臟處於超負荷狀態，它當然要罷工！這時人體就面臨中毒的危險。

此時肝臟工廠進入警戒，不再能夠除去所有毒素，而是用脂肪分子包裹毒素將之隔離。過度操勞時就會這樣。毒素來時，肝臟會釋出葡萄糖分子，這又馬上被轉換成脂肪顆粒。糖原變成葡萄糖，然後葡萄糖變成脂肪的轉換工作，肝臟只需幾秒鐘就能完成。脂肪大軍還有一種傾向，會把這些沒排除的毒素包起來，就像糖果包上一層糖果紙，多少消解毒素的作用，然後送到身體各處，害得我們體型走樣。這些毒素並沒有被除去，而是堆積在我們的身體各處，待以後適當時機再行處理。

肝臟壞了，全身都會遭殃。那些所謂的「好料」其實一點都不好，別再貪嘴了，終有一天自食惡果！

此外，肝和胰腺協力影響體重的增減，接下來就加以說明。

為了不讓醣類變成真的毒物，肝臟需要胰島素來轉化，便命令胰腺提升其血中濃度。這就啟動儲存脂肪、增加體重的機制，簡單講就是脂肪合成。

要對抗脂肪合成，唯一的解決之道在於：脂肪溶解。

脂肪溶解：天然又快速的減重之道

人體組織需要能量才能正確動作、發揮功能，沒有能量，半天都活不下去，因為能量是不可或缺的！為了要活命，身體需要多少能量，就得生出那麼多，才能達成你所要求的效果！

如果需要補充糖分，大腦首先會對外搜尋葡萄糖補給。然而，若體內的糖不夠，就得向肝臟和肌肉中所儲存的脂肪「索取」，糖類就是以糖原的形式存在這些地方。而且，相信我，利用這個功能，你一定會像雪照到太陽那樣消瘦下去。

可是，兩三天以後，所有的糖儲備都耗盡，但是身體還是需要碳水化合物。那該怎麼辦呢？大多數人往往受不住身體陷入恐慌，三番五次催討「該得的那一份」，因而讓步；你不是已經認輸了：「我餓扁了；我不舒服；我血糖低」？可別就此屈服，千萬要堅持住！因為此時此刻正是發揮溶脂作用，塑造全新體型的大好良機！

脂肪溶解的工作原理

溶脂作用用的字面意義就是「燃燒脂肪」，它會啟動一項身體機能，一個還沒用到的法寶……就像是烤箱的「高溫除油」按鍵一樣！用這個比喻，您覺得是有趣呢，還是覺得出乎意料？無論如何，這兩個例子中，重點在於那是一種燒掉積存油脂的機制。運作時，你的身體就像是一台具備自動除油功能的烤箱：自己消化自己，也就是說，會把體內無用的儲備能量吃掉。

儲備的脂肪是由三酸甘油酯組成，儲存在脂肪細胞裡。三酸甘油酯是由糖而來，也就是潛藏的能量。這就是身體在脂肪合成時（製成脂肪細胞內的體脂肪）安排儲蓄而來，將來會以能量的形式釋出（即脂肪溶解）。脂肪細胞原本將糖轉化成脂肪，現在反過來，將脂肪再還原成糖。而且身體急著把脂肪燒掉以提供維生所必需的能量，分配給全身所有細胞，優先照顧的當然是心臟和大腦，一刻也不能缺少養分！

簡單，天然，而且功效無庸置疑！

脂肪溶解，可用最自然的方法，溶去你身上堆積的脂肪儲備，不需要什麼靈丹妙藥。只需採取富含蛋白質的飲食，就能促進溶脂。此外，蛋白質還有許多其他好處：可以保護你的肌肉、骨骼關節，也可以有效消除饑餓感。

常設的監督機制

靠著脂肪溶解，是人體原本的機能，這就保證不會引發副作用！

脂肪溶解也是最容易控制的減重方式：為了在減重療程結束之後追蹤其成效，你可以去藥房買一種叫作Ketodiastix®的試紙。這東西是要查核尿液，看看脂肪燃燒是否充分開展，若減重療程達到最佳效果，那麼此試紙應呈現暗紫色。

我的蕭夏減肥法，讓你的身體用100％天然的方式，融化脂肪。你想瘦3公斤？那你就可以瘦 3公斤。你想瘦10公斤？那你就可以瘦10公斤。我說真的！而且，我可以向你打包票，因為這是身體帶有的機能！只要不再另外攝取糖分，就會自行消耗脂肪儲備。等你完成本療程，重新攝食糖類，自然停止減重，也就是說此時你已經來到理想體重。

桑德麗娜的親身經歷

人生一大目的便是要傳宗接代。這是女人一生中最美麗也是最辛苦的一段經歷。懷孕期間，女人的身體經歷了巨大的變化。除了身材變化，體內還突然陷入混亂；不過，這些變化並非不可逆轉。

桑德麗娜今年三十五歲，在兩個孩子出生前，從來沒有體重問題。一直都穿36至38碼的衣服，「我可以隨便享用我喜愛的食物，永遠不擔心發胖問題。當然，對於肥胖，我並不陌生，因為我的母親長期受其困擾。而我當時自認在這方面是個幸運兒。」

然而，就在不知不覺中，桑德麗娜在第二個女兒出生後，體重飆升了20公斤。「我開始感覺到不自在，突然發現自己變得又高又壯，背部不適，身體開始發出警報。而且所有以前的衣服都不能穿，我把自己關在家裡，哪兒都不願去。那時的我的確情緒很糟糕，我也嘗試過節食減重，結果更糟，一開始吃又會復胖；都以失敗告終。

「我先生建議我去看蕭夏醫生。起初，我並沒抱太大期望，只是懷著僥倖試試的心理。結果讓人喜出望外，我的體重很快便開始下降，關鍵是之後都一直沒有反彈。這就鼓舞我要繼續下去。減肥過程中，一條很重要的規則是，必須始終找到堅持不懈的動力。

「我慶幸自己，在成功恢復了年輕時的身材的同時，重新認識食之真味，並且，又找回了生活的熱情。如今我回歸開朗、喜悅、安詳……對人生充滿憧憬。」

我的減肥療程，幫助桑德麗娜在三個月內，成功減去了20公斤體重，徹底告別淚水和抑鬱，以全新的面貌出現在家人和朋友面前。她目前處在鞏固階段，我完全不懷疑，她的減肥成果會一直保持下去！

人體的四種不同的儲備脂肪

這是個多麼令人驚訝的發現！我們的體內並非只有一種脂肪，事實上，是有四種！四種脂肪各不相同，好比性格和騎術各異的騎士。

讓我們先關注其中兩種：有毒脂肪和儲能脂肪。兩者來源不同，對付的手段也應針鋒相對。但是無論哪種，都對我們的健康產生威脅，讓我們不出幾個月就從快馬變成了拖車馬。

有毒脂肪：從何而來？

正如其名，有毒脂肪是毒素的產物，這些體外的分子來自環境或飲食。可能像是細菌或者病毒，也可以是菸草或酒精，甚至可以是色素和增味劑……生活中無處不在，卻得與之共存。

說到有毒脂肪，我們又不得不提自由基，我們已經知道，身體在抵抗細菌、癌細胞或其他外來侵襲時，白血球會把它們標定出來然後吞下吃掉，就會產生自由基，算是正常的廢料。如果只是這樣倒還好，用不著擔心；然而，當自由基過量產生，那就麻煩啦。

它們會變成毒害人體的物質，加速衰老，損害關節，使皮膚粗糙，肌肉無力。自由基還會直接攻擊細胞膜，摧毀細胞，造成慢性發炎反應。肌肉、皮膚、肝、腎、胃、腸、腦、性器官等，無一幸免。

自由基會過量，並且攻擊你自身的器官，有兩大原因：

1. 人體具有天然的防禦機制，用來對付各種外來威脅。然而，長期下來，你的防禦系統如今已喪失功效，導致自由基過多。
2. 當然，為了緩和過量的問題，身體會發展出好幾套清除方法。不過，一旦自由基氾濫成災，那就無法改正錯誤回復運作。

再回頭說毒脂肪，這時它們已經成了毒素！有一部分應會被免疫系統除去，不過大多數還是要由肝臟清理。肝臟的工作效率要視其肝功能以及所需排除毒素的性質而定。肝臟好比一個分揀中心，穿透過腸壁的所有分子都經它挑選。重新合成醣類、脂肪以及蛋白質，並依各個器官的需求，製作新的分子再分配出去。

但是不是所有的分子都可以被利用，有些就變成了有毒分子，需要將其中和，最好是徹底清出體外。清除的速度，根據毒性物質的特性，有快有慢。可溶於水的隨尿液排出，不可溶的則進入糞便。

所以，我們常說有便不能憋！這麼做會促進再吸收，已經被肝臟分揀出去的物質又被身體取回，而肝就得再次排毒，無謂地加重肝的負擔。

於是，在不堪重負的情況下，有毒的分子，不得不被脂肪分子暫時包裹起來，堆積在人體各個部位，肚子、大腿、腰等等。待以後補工！這些被儲存起來的就是包裹毒素的脂肪，它們的形成是為了不讓毒素侵害你的身體！

以酒精為例，幾杯下肚，面紅耳赤，精神亢奮。這時一切都還好，喝得高興暢快。肝臟配合名為醇脫氫酶的主要解毒劑，扮演一部分的解毒工作。

酒精僅被部分除去，仍有部分進入血液。於是就出現酒後會產生的血管擴張狀態（耳朵和顏面的血管擴張）。如果你聽我的勸，從這個時候起，身體已經開始拉警報了，那麼你就該停下酒杯！

到了下一階段，酒精波及腦細胞，走路開始搖晃，說話開始結巴，隨著繼續狂飲，肝臟只能讓愈來愈多的酒精通過，再也沒空解毒，這時你已經酒精中毒了。這現象愈演愈烈，直到嘔吐、昏睡不省人事。第二天醒來，頭、肌肉還是不舒服。夜間，肝臟已經把酒精消解，但它對身體的影響還是留了下來：渾身痠疼，頭昏腦脹，正是這段醉酒經歷的見證。

這個簡單的例子也同時說明，如果毒素不被及時清除，滯留在人體，將會致病。所以，必須盡快將體內毒素排出，而這得靠肝臟。動作愈快，對你愈好，如果來不及，那多餘的毒素將暫時被脂肪包裹後儲存起來。這些壞脂肪並不會被清除，而是要由其生成程序逆向轉化，才有可能解毒。不過，這些儲存起來的脂肪只有在長時間的杜絕毒素之後，才會逆向轉化。

逆向轉化的時候，毒脂肪由血液中的專責系統載著，送入肝臟，將毒素釋出然後加以清除，脂肪細胞也隨之被消耗。這就說明了減重會遇上困難的主要原因。

儲能脂肪：胰島素之迷

體內的第二類脂肪，即儲能脂肪，所占比例較高。食物主要就是由脂肪、蛋白質、醣類和水構成。如果食量超過每日所需，那麼多餘的能量將被身體轉化成脂細胞儲藏起來。這一轉化稱之為脂肪合成，是在胰島素指令下完成的。

胰島素是由胰腺分泌的一種荷爾蒙，會受高升糖指數的糖類作用。葡萄糖和胰島素結合後產生一種新的物質：三酸甘油酯。這個化學反應，當然受遺傳基因、環境等因素的影響，這是大自然不公平的地方。

胰島素就等於是脂肪合成作用的閥。這荷爾蒙捕獲三酸甘油酯，你認為不雅且難以忍受的那些重量就是由它負責。

這些脂肪都跑到哪裡躲起來了，不說也罷。要擺脫這些不受歡迎的傢伙，最自然的途徑就是自體脂肪溶解。減少高升糖指數的食物，提升胰島素基準。門閥一開，脂肪組織就會被徵召動用。只要維持較低的胰島素濃度，化解存貨的工作就會展開，而且持續進行。一旦瘦下來，就不會再復胖。把脂肪燒掉，你就苗條了；鏡子、體重計和量尺都能驗證這個結果。

接下來要談的兩種脂肪，是健康及活力所必需，有時不免會和上述兩種搞混了。

保暖脂肪

儘管只有幾公斤，但是卻像一件天生的大衣，維持體溫，抵抗外界的溫度變化。四類脂肪中，唯有它會受體力活動影響。所以，如果你指望單靠運動減肥，可要失望了，因為拚死累活，最多也就減個2、3公斤。減重的動機可要受到打擊。

性脂肪

兩性的體態差異，女性為三角形而男性為倒三角形，即源自於兩性的體脂肪分布。

至於女性，集中在胸部、臀部、會陰部，也就是會激起欲望的那些美妙曲線。

實行節食計畫卻沒注意到這點，就會開始減掉這些脂肪。妳的裙子凹陷，胸部縮水，簡單講就是減到不該減的地方了！而且，性的樂趣也會同樣隨之消逝。因此，為了你的身心均衡，為了大家好，應保留這類性脂肪。

我的減肥療法，可讓你留下保暖脂肪和性脂肪，減重的同時絕不讓美麗減分。試試看，這可是為健康生活所設計！而且此法還保證會消去的當然就是毒脂肪以及儲能脂肪，可如您所願重塑身材曲線。要有信心，持之以恆，不要放棄。

食品添加物

「人類用牙齒自掘墳墓。」

很久以前，這句名言一直流傳到亞洲，它正說明了，飲食對於健康的決定性影響。如果長期營養不良或者營養不均，健康必將被摧毀！

攙入食品的食品添加物為了要改善保存、色澤、味道、外觀，或長或短的期間內會對我們的身體健康造成危害。

目前市場上，各類添加劑，不下二十五大類，都帶有以字母E加上三位數字所形成的編號。

防腐劑

正如其名，防腐劑的作用是為了延長食品的儲藏時間。抗菌劑，防止病菌及黴菌擴散。通常在醃製肉品、青菜、肉類與鵝肝、硬質起司以及半硬質起司的保存中會用到。

山梨酸多用於果蔬的保鮮，包括優酪乳或醬汁等。但是它會破壞維生素B_1，引發過敏，尤其對於哮喘病人。

所幸，迫於市場的需求，食品工業不得不尋找新的更「天然」的防腐劑。舉例來說，最近的一次國際食品會議中，迷迭香的防腐特性被廣泛認可。也許不久後，迷迭香優酪乳將出現在我們的超市中？

> 防腐劑的代碼為E200。學會閱讀食品標籤，看看產品中有哪些添加劑，可以幫助我們購買之前判斷其品質如何。E200會將紅血球中的鐵氧化，造成早發性高血壓，並引起偏頭痛和蕁麻疹。

甜味劑

長期以來，人們一直致力於尋找各種方法改良食品的色、香、味和保存期限。最早的防腐劑便是鹽，醋還有硝石（硝酸鉀）。

今天，我們常用的食品添加物多來自石油和煤的衍生物，或者是動植物的提取成分。

1. 天然添加物：來自動、植物及礦物，對人體安全無害。
2. 合成添加物：用於替換某些昂貴的天然添加物，這可能具危險性，尤其是合成時所用的有機溶劑並不能完全除去。
3. 人工添加劑：在自然界不存在的物質，獲取途徑多樣，應盡量避免。

甜味劑的作用是能中和食物的酸性，增加甜度。經常用於減肥營養食品中，因為它們的營養價值為零，或能量比蔗糖要低。但對於那些喜愛甜食的人，對於甜味的嗜好絕不會因此減少！

甜味劑中的明星毫無疑問是阿斯巴甜，發現於一九六五年。你可知道，它的增甜指數是普通白糖的二百倍？

甜味劑的代碼為E900。這類添加物含化學成分，攝入過多會引起腹脹、頭暈、噁心。所以，少食為妙，最好是完全避開！

色素

不難理解，食物的色香味中，色，位居其首！碧綠的薄荷糖精一定比透明的更有吸引力。而乳黃的香草冰淇淋遠比白色的有誘惑力！

天然或是合成，食用色素的作用在於人為添加食品顏色。食品工業用這些東西，讓產品看起來更為可口。但是你們知道，這些光鮮外表下所隱藏的危害嗎？

1. 黃色：檸檬黃（E102）多用於冷飲、軟飲料、糖果、魚漿等等。會引起偏頭痛、皮膚瘙癢、紅斑、蕁麻疹。

2. 紅色：赤蘚紅，為像是糖果、糖漬櫻桃等著色。在老鼠身上試驗結果，若劑量大可致甲狀腺腫瘤及荷爾蒙失調。對於人體呢？
3. 橙色：斑蝥黃素，只用來為斯特拉斯堡臘腸調色。易溶於脂類，極易附著在細胞膜上，尤其是視網膜。色素代碼為E100。在食用任何東西之前，先想想，如此誘人的色澤，會是純天然的嗎？為了吃臘腸而犧牲視網膜值得嗎？你真的願意冒這個險？

拒絕改變口感的添加物

各類乳化劑、黏稠劑，凝膠、安定劑等。用於改善食物質地口感，讓太稀的物質增加稠度。有時也用來阻止醬汁中的成分分離（例如法式油醋醬中的油和醋）。

1. 藻類提取的鹿角菜膠，除了蜂蜜、黃油、咖啡、茶之外，幾乎所有的食品都會用到。這種東西會引起消化道潰瘍。
2. 糖甘油脂，廣泛用於糕點、餅乾還有各類醬汁及湯品中。會導致毒脂肪的形成及堆積。
3. 調味劑，其實並不改變食物的色和味，而僅僅增強了味蕾的知覺。調味劑的主要成分是蛋白質，只要含有蛋白質的食物就天然存在麩胺酸，像是肉、禽、海鮮、豆類及牛乳。多食可能會引起感覺遲鈍和心悸。
4. 蟲膠（E904），可食，當作蜂蠟用於包覆糖果以及藥片。其作用是有制酸性，可保護藥物通過消化道，直到小腸或大腸中才釋放藥效。蟲膠會產生接觸性過敏，刺激皮膚。

改質劑的代碼為E400。無須追蹤，因為幾乎所有經過加工的食品都有用到，唯一不將這些食品添加物吃下肚的方法就是，選取新鮮食物，還有就是盡量在家做飯！為了你的健康，就把冷凍庫裡的披薩和冷凍食品都扔了吧。

健康是吃出來的！

世界各國的流行病學研究表明，人類的健康和飲食息息相關！健全、富含抗氧化物的飲食，可以增強體質，抵抗自由基，延緩衰老。

對水果蔬菜不來勁的朋友千萬別皺眉，我絕不要求你們成為素食者。相反的，禽肉、魚類和海鮮同樣有益健康，尤其有研究表明，對於大腸腫瘤的預防有積極的影響。

不過，對於紅肉，也就是指牛、羊、豬肉，我持保留意見。國家腫瘤研究所的建議為：每週食用不超過500公克。

這個建議尤其是針對醃燻肉品。不管是單獨享用（包括火腿）還是組成餐點（三明治、生醃肉……），它們都過於油膩和味鹹，多食會使得大腸和直腸腫瘤的風險增高。所以，一定要節制！當然，我相信，你們都很努力的遵循我的減肥食譜！所以，肯定不會再吃這些食物了！

天然的最好

一個很有意思的現象，我們常常會本能地垂涎於某些食物的自然本色：紅紅的番茄，橙黃的胡蘿蔔，碧綠的菠菜，尤其是未經任何加工的新鮮食物。這說明了什麼？說明我們人，與生俱來就有識別對身體有益食物的火眼。

優先選擇新鮮的未加工食物，可以讓你：

1. 擺脫有害脂肪。
2. 充分攝取維生素和礦物質。
3. 更快的有飽腹感。

更甚者，新鮮的蔬菜無須添加過多油類，只要檸檬汁就夠了。如果一定要拌油，那麼盡量選擇橄欖油。它的不飽和脂肪酸，可以有效降低血液中的總膽固醇含量。市面上有很多種類的橄欖油，以特級冷壓為首選！未經化學改質，這油可鞏固骨質密度，同時促進吸收各類維生素。

最後，希望大家都能多多在家用餐！自己做的最放心。嘗試變著法子每天換新花樣！我很提倡市場上新出來的麵包機、優酪乳機等等。親自動手，豐衣足食！而且，禁絕一切速簡餐……號稱原汁原味，卻是些無關緊要的！

健康的飲食，未必是某些趕時髦的所謂長壽保健食品！而是能夠日復一日的堅持多食生鮮食物，富含維生素與礦物質，而且，當然要優先選擇自己烹飪，這樣也就能夠時時清楚知道吃的是什麼東西！

烹飪方法：慎之又慎

不是所有的烹飪方法都符合健康標準。掌握好烹飪的溫度和時間很有講究。避免食物直接接觸火焰。拒絕燒烤和油炸類食品。

使用傳統烤爐和微波爐時也是一樣，溫度不宜過高，因為高溫容易發生化學反應，從而產生有害物質。

因此，首選生食，然後是低溫烹飪。比如蒸、燜。對於肉類，最好是用覆有薄層陶瓷的平底鍋煎熟。另外要注意一點，食材暴露於空氣中太久的話，維生素容易變質。盡量不要在烹飪前過早分切。

如今你已了解，生食對健康最好，生牛肉生鮭魚萬歲！飲食就可以發揮療效。不管是小農在地生產，抑或工業化製造，重要的是所吃的食物品質如何。除了單純求生存或為身材著想，吃得好，就是健康生活的保障。

刺激你的味蕾！

飲食，不僅僅是為了健康。飲食也為了追求幸福感。我們都忘了，飲食還有個基本功用，在於滿足欲望。沒錯，飲食乃生存必需，但偶爾也應來點大餐調濟。

自然界存在著各種味道，但是這些香氣都跑哪去了呢？味覺與嗅覺，分別要靠舌和鼻來識別，兩者合起來構成食物的好滋味。

我們的祖先靠味覺來識破下毒者的陰謀。而今天，味則更多的表達了一種樂趣。西方世界有四味，即酸、甜、苦、鹹。而東方國家很早就已經發現了其他幾味：辣、辛、淡等等。在此基礎上，我們的味覺逐步進化。

所以，味覺依靠口和鼻。口腔內的舌頭上面，分布著無數味蕾，用來識別不同的芳香。唾液的作用在於幫助形成食物團，在咀嚼過程中讓食物發熱以增強味道。芳香分子由口腔進入鼻腔，接受好幾百萬個嗅覺細胞的檢驗！你可知道，香蕉中有二百五十種不同的香氣，草莓中有三百種，可可豆中有六百五十種，而咖啡中更有八百種之多！是不是很不可思議？

所以，這套飲食療法正是個契機，從已有的味覺中發現新風貌！

既不可悲也不無聊，正好相反呢！

閉上雙眼，細細咀嚼口中食物，是不是會發現一些原來沒有注意到的芳香？讓自己好好感受一下吧！

自然是萬味之源

什麼都比不上調味料和香料。除了為佳餚添色加味，這些香氛植物藏著有益健康的物質。

一塊看看，四種草藥及常用香料不為人知的好處。

1. 香芹，和蔬菜及沙拉很合，富含維生素與礦物質。只要攝取小量，就可得到充足的維生素C、鈉（800微克）、鎂還有鐵（每100公克含5.5微克）。
2. 茴香能為魚貝提味，富含纖維（每100公克有3.3公克），有助腸道蠕動。它的維生素含量極高，又以維生素C最重要（每100公克有52毫克）。礦物質也不遑多讓，像是鉀（每100公克有430毫克）以及鎂（每100公克有40毫克）。
3. 小茴香讓湯帶有茴香味，而且和蒙斯特乳酪相當合。它會刺激消化，消除腹脹與脹氣，全都能減輕腸道不適。
4. 薑黃可為湯汁添上美麗的金黃色，還可以為蔬菜、扁豆及菜豆調味。這種香料是強效的抗氧化劑，富含鐵與鎂，兩樣都是不可或缺的礦物質。而且，要是這還不夠，世界衛生組織已認可攝食薑黃以治療消化不良。更好的是，研究已發現它具抗癌功效。

均衡又多樣的飲食，就會讓身體也均衡。好好善待自己，不需心生罪惡。這些香辛料可助你脫離油膩，為餐點提味，挑動味蕾，全都不需枯燥單調，也不會增加絲毫熱量。你大可放手運用！

喬治的經歷：美食家的苦惱

喬治五十歲了。從小就貪戀美食，尤其是甜食。餅乾、蛋糕、糖果，無甜不歡！在擇業的時候也很早就定了目標，做一名點心師！

十四歲開始，他就在首都的一家甜品店做了學徒。日復一日，喬治對他的工作熱情始終不減：「我的工作就是藝術，不斷創新和發明！」

工作需要，每天都有品嘗不完的點心。如您所知，糖會導致胰島素的生產，並啟動脂肪合成。自然而然，喬治的體重暴增。二〇〇九年十月，他第一次來到我診所的時候，足足153公斤！那時候，他的情緒處在人生的低谷。「我好胖，醫師。我不是說壯，我一點也不想被歸類為『壯』，因為我身體狀況很差。我不想再頂著這副身軀，根本就難以負荷。人們怕冒犯我，都避免說我是胖子。這麼胖還說是壯，是不是很可笑？

「二十歲的時候，減肥相對還是容易的事。我可以短時間減去20公斤。我下定決心，做運動，就能維持下去。可稍有鬆懈，體重又很快回升。人愈肥，愈不想動，食物就成了慰藉的支柱，也有人依賴酒精、毒品。然而食物是最隱形的毒品，它摧毀人的手段絕對不亞於酒精和毒品。三十歲，一提到減肥就讓我無所適從。我每天都在減肥，但是上午開始，下午就放棄。我記憶中甚至沒有超過四十八小時的減肥記錄。」

喬治再也忍受不了鏡子中的自己，受不了別人的眼光。「人們輕蔑地看我，或者說是同情。但那種感覺更糟。肥胖已經成為我無法正常生活的障礙。我常氣喘吁吁，大汗淋漓。買衣服更是受罪。基本上一個商場逛下來，也找不出幾件合適的衣服。我放棄了上茶館閒坐享用冰淇淋的樂趣，只為避免遭受過路人的指指點點。我想該有幾十次、上百次了吧！他們的眼光好像在說：『你真的有這必要嗎？』有沒有必要我倒不確定，但肯定是很羨慕，也應有權利才對！

「為了生存扮小丑的胖胖，其實內心已死。決心、節食，總該有時間餵飽肚子才對。完全沒有藥物能夠對付我內在的衝突。

「在我想結紮胃的時候，朋友向我推薦了蕭夏博士。他的確沒有讓我失望！在終於理解了我發胖的機理之後，我找到了正確的方法和減肥的積極性。三個月後，我減掉了20公斤，我當然還要繼續下去，直到重拾健康，還有自信。

「決定要節食、減重，決心要邁向正常或重歸正常，是場硬仗，需要有強大不懈的動力！鏡子會成為你的朋友，你愛它，它也愛你！體重計也是你的好朋友，它從不騙你，永遠說真話。」

在我的減肥療程後，喬治有了新的點心創意，將我的升糖指數的概念運用於點心的製作，讓點心不再是「含糖的定時炸彈」，雖然算不上什麼偉大功德，這可是花了他三個月的苦工……

第五章

生理時鐘基因療法：實戰篇

倒數計時……可是體重怎麼還是減不掉！

現在，請上起跑點，我們的生理時鐘基因瘦身法就要開始啦。綠燈已亮，信號響起，起飛加速，甩去多餘重量。

身體質量指數的計算

若想了解是否真的超重，就得曉得自己的身體質量指數。這個通用又客觀的量測值，是由世界健康組織所提出，對於不同年齡和性別都適用。

具體方法如下：體重（公斤）／身高（公尺）平方。

世界衛生組織依此劃分了四個區間：

1. 小於18.5，體重過輕。
   比如，一個身高160公分的人，體重45公斤，身體質量指數為：
   45／（1.60×1.60）＝17.57
2. 18.5至24.9，體重正常。
3. 25至29.9，超重。
4. 身體質量指數為30以上，肥胖。

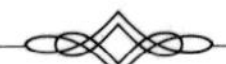

準備好了嗎？開始了

對抗高血糖症和高胰島素血症的方法有限，其中，最簡單徹底的是減少醣類攝入。

每天少於100克！要知道正常情況，每天要高達400克。

> **第一階段：**
> 我將其稱之為「快速排毒暢快享瘦」，這個階段持續兩週，在此期間，飲食中的醣類含量極低，幾乎為零！那麼我們的成果也將萬無一失，保證體重降得很快。第一週平均減重3公斤，第二週1至 2公斤。

純蛋白質的減肥食療看似可以用在這個階段。但是，除去飲食樂趣不談，這麼嚴苛的節食會導致便祕、長痘，更嚴重的是，前面提過的，體質酸化。

如果，你的身體長時間處於酸性環境中，它就會自發向體內找尋鹼性物質來平衡pH值。人體的鹼藏於兩處——肌肉和骨骼，於是骨質疏鬆，肌肉萎縮。

這當然不是我想要的結果！恰恰相反，我們要增加肌肉，減去油脂。因此，得要留神注意自己身體的pH值。

為了體內的平衡，我們就需要有多元的食物，尤其是蔬菜及生菜（淋少許油）——它們大都是鹼性，富含多種礦物質和維生素，還有纖維。這些食材每100公克有3至15公克的碳水化合物，而且升糖指數非常低。

醣類含量3%的蔬菜：
蘑菇、黃瓜、水芹菜、苦苣（又稱苦菊）、皺葉菊苣、萵苣

醣類含量5%的蔬菜：
蘆筍、茄子、芹菜（葉）、白菜、花菜、紫葉甘藍、菠菜、辣椒、紅蘿蔔、黑板蘿蔔、菊苣、番茄

醣類含量10%的蔬菜：
朝鮮薊、甜菜、胡蘿蔔、抱子甘藍、大頭菜、南瓜、棕櫚心、冬瓜、茴香、野萵苣、甜瓜、蕪菁、洋蔥、香芹、韭蔥

1. 第一週，餓了就吃蛋白質，以及醣類含量不超過5%的蔬菜與生菜。
2. 第二週，還是餓了就吃蛋白質，以及醣類含量不超過10%的蔬菜與生菜。

以這些蛋白質、蔬菜與生菜為主，然後你可以搭配低升糖係數（小於40）的其他食物。為解饞，就吃顆蘋果或梨，以及兩、三片至少含量為70%的巧克力。

第二階段：
繼續排毒階段。體重繼續減少，但速度放慢，每週0.5至1公斤。別覺得太少，我們慢慢減去的是脂肪，而不是減少水分或肌肉。

這階段要持續幾個星期，端看你要減去多少體重；完全操之在你

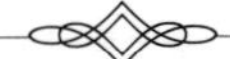

手上。

接下來，總算來到「鞏固階段」！這時你已經迅速減掉一直束縛在身上的多餘重量。你得要設法維持穩定，標定位置：保持在這個新的體重。簡單講，就是要維持穩定。

第三階段：
鞏固階段我也將其稱作「活力苗條營養」階段。終於達到了你目標設定的體重！現在要鞏固成果，讓它永遠保持在這個水準。至此，吃什麼食物都不需設限！只要不過量即可。當然，仍然要避免升糖指數超過60的食物。

恢復正常飲食，意味著飲食均衡。養成經常照鏡子，稱體重的習慣。腰帶、皮尺隨手可得，有助於時時保持警覺。

每次飽餐一頓後，不等發現長了1公斤，就要自覺進入快速排毒階段。隨後幾天都應多吃新鮮、生食、自家烹調和低升糖指數的食物。這才是永遠保持身材和健康所必須逐漸培養的習慣。

我有個合理建議：每週日，早餐和午餐正常進食，下午四點吃一份水果以及一條黑巧克力。之後，一直到週一的早晨，不要再吃任何食物，同時可別忘了要喝水。這樣可以保證一週之內多吸收的熱量可以消耗掉。

現在，我們已經知道了我的減肥療法的基本步驟，那麼接下來要學會的，便是如何熟悉和調整不同的階段，來制定適合你實際情況的減肥計畫。

前兩週：快速排毒

以週一為始。這個階段啟動快速瘦身程序，為你的人生帶來光彩。這就表示，你的體重減輕如此迅速，就連你親眼所見都不敢相信，更別說是體重計了！

重申一次，此第一階段又分兩步驟：

1. 第一週，餓了就吃蛋白質，以及醣類含量不超過5%的蔬菜與生菜（參見前面的表格）。七天下來你會減去達3公斤。
2. 第二週，還是餓了就吃蛋白質（肉類、魚類、海鮮、貝類、蛋和奶製品），以及醣類含量不超過10%的蔬菜與生菜，這樣可每週減去1至2公斤。

還得顧及饑餓的感覺：一盤蘑菇要比一碟萵苣更讓人飽足。

不過，要注意配生菜的醬汁：檸檬汁要好過橄欖油。

為了協助消除新飲食所致的消化障礙，初期階段之中每天要喝2公升的藥草茶，由等量的百里香、迷迭香還有八角泡製而成。你也可以將此排毒飲用2公升綠茶代替，而且它的抗發炎以及利尿作用已是不需多加介紹。

到下午四點，為解饞，將削下的檸檬皮置入一大壺熱水中，可同時促進消化，並消除討人厭的脂肪。

第四週：持續排毒或「我持續瘦下去」

接著來到「比較容易」的階段，亦即增加其他低升糖指數的食品，因此你將再次見到美麗人生。此時你已經瘦很多下來，而且，還有其他許可的「吃得開心的食物」，像是兩、三條黑巧克力棒當點心。

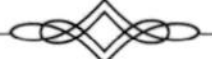

瘦下來的速度如何，掌握在你手中，而且，最重要的是，為了燒掉毒脂肪，要吃生鮮、自家烹調而且低升糖指數的食物。

蛋糕和小西點都要避免，那全都是工業製品，超市貨架上堆得滿滿的商品是同一種東西。從今以後就別再碰那些，只有你才能決定自己該吃什麼，不該吃什麼。這對你健康有益，曼妙曲線也是由此而來。

此時變瘦的速度約為每週0.5公斤，逐步接近你所設定的目標值。當然，排毒飲仍然要喝（每天差不多1公升），或者也可用綠茶代替，還有別忘了下午四點的檸檬汁。

成功密碼

酮症這個詞，用來表述人體在低糖攝入階段新陳代謝的狀況。

低糖節食的原理是為了維持低胰島素和高升糖素。連續幾日的低糖飲食，讓兩者的比重升高，就變成酮症的狀態。這個狀態最顯著的特徵是，肝合成酮體，並取代葡萄糖成為能量來源，供應重要器官（尤其是中樞神經系統）。

我們可以用一個兩部位模型描述酮症：

1. 部位一，脂肪細胞：低胰島素濃度讓儲備的三酸甘油酯分解，釋出的脂肪酸進到血液。這就是你為什麼會變瘦。
2. 部位二，肝臟：高升糖素濃度，促進肝中的糖原分解，為了補充急速下降的糖原，脂肪細胞必須迅速分解出三酸甘油酯，也就是肥肉，來供給血液對脂肪酸和葡萄糖的需求。正因為如此，你瘦得更快了！

第六章

食物的升糖指數

我們日常飲食中，幾乎所有食物都含碳水化合物，也就是所謂的醣類。根據食物的含醣量，刺激血糖大量而快速上升的程度有所不同。

正常狀態下，空腹的時候，血糖濃度約為每公升1公克。但是如果吃完含醣量高的食物，醣再轉化成葡萄糖，就會造成血糖升高。

血糖的濃度對於體重增減非常重要，因為消化後所出現的血糖會誘發一種荷爾蒙的分泌，即胰島素，而是否要啟動增加重量的程序就是依據其數量決定。

標準測量

為了更準確地測算每種食物提升血糖濃度，並因而增加胰島素分泌的能力，如今提出「升糖指數」這個概念，取代之前錯誤的「慢糖」、「快糖」分類。我們這就來解釋一下。

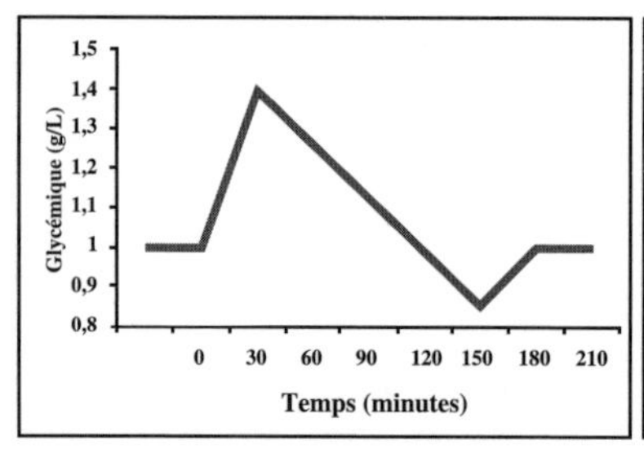

Index glycémique élevé

高升糖指數

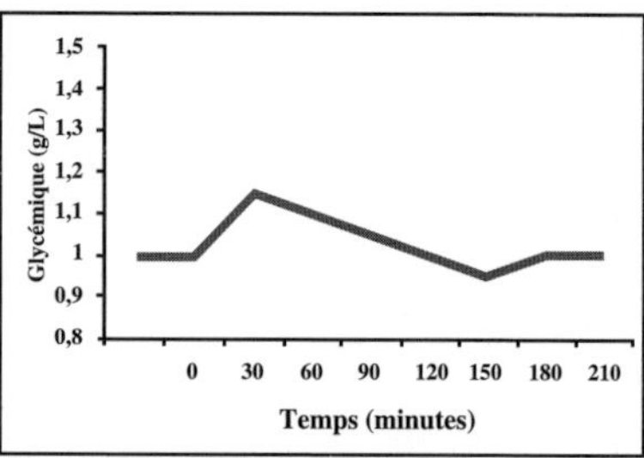

Index glycémique bas

低升糖指數

有些含糖食物，在體內被消化吸收的速度，因不同的糖源和不同的進食方式等，會造成胰島素分泌的差別。

一大匙蜂蜜，早晨空腹吃，會升高血糖。果醬也是相同結果。但是，如果這匙蜂蜜是塗在一片麵包上的，尤其是全麥麵包，那麼它進入血液的速度就會放慢，因而它就不能被視為特快糖，而是中快糖。

簡而言之，每種食物引起血糖的不同變化，我們用升糖指數來定性。

升糖指數由1至100，100為葡萄糖的升糖指數。但我必須告訴你們，有些食物的升糖指數要高於100，比如可口可樂。

升糖指數反應出每種食物引發胰島素分泌所需的時間，以及人體對它的消化吸收時間。

每種食物的升糖指數並非固定不變。會因農作物產地、熱處理（加熱、冷凍）、含水量及加工（碾碎、磨粉……）不同，而有不同的結果。

糖吸收得愈快，胰島素的分泌就愈旺盛，那麼你就愈容易發胖。

我們按照所含醣類及其提升血糖的能力，把食物分為三類：

1. 低升糖指數（小於40）。
2. 中升糖指數（40至50之間）。
3. 高升糖指數（高於50）。

> 你們已經明白了增重的原理：食物的升糖指數愈高，就愈容易發胖！正因為如此，選擇食物的時候就應該：多吃低升糖指數食物，少吃中升糖指數的食物，而避免高升糖指數的食物。牢記這點：稱得上減肥食物的必定是低升糖指數。

但是實踐中，這個規則很難執行。因為食物的升糖指數會因為不同的飲食搭配而變化。你肯定會說，我不可能每頓單吃胡蘿蔔或者白菜吧！消化吸收的速度也會依據如何搭配而不同。

舉例來說，同樣是果醬，升糖指數平均高達56，但如果只是一小匙，那血糖的升高就很有限，不會高於一顆小小的蘋果。

還有，不同的烹飪方式也會對食物升糖指數產生很大影響。譬如說，150克的一份香米飯，升糖指數為58，而一份150克的快煮白米，則為87！而且，一份帶皮水煮的新鮮馬鈴薯，升糖指數為65，而同量的速食馬鈴薯泥，升糖指數就90。

低升糖指數：綠燈，不過還是有節制

有了這個參數，更能好好地選擇食物。

這第一大類的食物，算是綠燈，都是升糖指數低於40。它們所含醣分不會立刻變成糖，比如水果中的果糖。

但是要注意選擇一天中合適的時間來攝取。比如，在我的減肥療法中，下午五點後就不要吃水果了，因為如果晚飯後吃水果，就會促進分泌胰島素，又同時阻礙生長荷爾蒙分泌。如此一來，夜間的脂肪代謝就會受影響。

你必須有這麼一個概念：

1. 在我醒著的十二個小時，我處於增重階段，因為我吃東西。
2. 在我休息或者睡眠的十二個小時，我要減重。因此，原則上是十九點吃晚餐與八點吃早餐（這當然會因人而異）。

如果你能增加夜間專門用於脂肪溶解的時間，而縮短白天專門用於脂肪合成的時間，那麼你自然就會瘦下來。因此，當你早晨八點要吃早餐的時候，已經禁食十三小時，而要為接下來十一個小時的活動而吃，就會加速享瘦。一切不需費力，因為細胞花在燃燒能量的時間要多過儲存能量的時間。如此簡單，當然說起來總比做要容易！

這類食物標示為綠燈，其代表色就是允許通行的同義詞。當然仍然要有所節制，一切都要講究均衡。

此類的食物會造成血糖測量值上升，因此就和調節體重增加有關。你可以這麼想：「好極了，這些我都可以盡情享用，但可不能吃太多！」不然的話，你就等著看好啦……

低升糖指數食物

25：
水果類：紅莓、藍莓、櫻桃、草莓、覆盆子、醋栗、紅醋栗、桑椹。
蔬菜和豆類：朝鮮薊、小粒菜豆、南瓜籽、大豆粉、綠豆、綠扁豆、大麥、豌豆。
其他：70％以上的黑巧克力。

30：
水果類：杏、百香果、小柑橘、無糖柑橘醬、葡萄柚、梨。
蔬菜和豆類：蒜、生大頭菜、生胡蘿蔔、綠菜豆、棕色及黃色扁豆、蕪菁、雞豆、婆羅門參、番茄。
其他：白乳酪、全脂奶、脫脂奶、燕麥奶、杏仁奶、豆奶、豆奶粉。

35：
水果類：杏桃乾、油桃、無花果、火龍果、石榴、柳丁、水蜜桃、蘋果、蘋果乾、李子。
蔬菜和豆類：生的根芹菜（rémulade）、白芸豆、黑菜豆、花豆、番茄（醬、汁、糊）、番茄乾、椰漿粉、鷹嘴豆粉、鮮豌豆、罐裝鷹嘴豆、無糖杏仁醬、黑蘿蔔、野米、葵瓜子。
其他：果糖冰淇淋、亞麻籽、芝麻、罌粟籽、芥末、高纖餅乾、豆奶優酪乳、原味優酪乳。

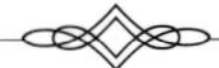

中升糖指數食物：黃燈警報

第二類的食物，升糖指數在40至50之間。

在路上，黃燈表示該停止，但是偶爾視情況，可以通過。但不能經常違規。對於標示為黃燈的食物，也應抱持完全相同的態度，盡量避免，但偶爾的破例也是在可以接受的範圍。

當心別吃太多這類的食物。這是界於安全體重和增重的交接地帶。等瘦下來之後再酌量品嘗。

中升糖指數食物

40：

水果類：無花果乾、無糖榅桲醬、梨、梅乾、椰奶、無糖雪泥。

蔬菜和豆類：蠶豆、菜豆類、無糖胡蘿蔔汁。

其他：燕麥、無糖花生醬、菊苣茶、不甜蘋果酒、藜麥粉、生燕麥片、圓錐小麥、全麥無發酵麵包、全麥麵條及義大利麵、芝麻醬、蕎麥、黑麥（粉或麵包）。

45：

水果類：越橘、小紅莓、鳳梨、芭蕉、無糖果醬、無糖橙汁及葡萄柚汁、葡萄原汁、椰汁、葡萄乾。

蔬菜和豆類：罐裝豌豆。

其他：小麥（全粒粉、Ebly®熟麥食）、粗粒麥食、熟全穀粗粒麥食、capellinis、無糖全穀片、全粒粗粉、分穎小麥（全粒粉及麵包）、穀片、吐司、糙米、黑麥粉、全粒黑麥（粉及麵包）。

50：
水果類：紅莓汁（無糖）、鳳梨汁、蘋果汁、柿子、奇異果、荔枝、芒果。
蔬菜和豆類：紅薯、菊芋。
其他：All Bran™、無糖穀片棒、全麥無糖脆餅、佛手瓜抹醬、全粒硬麥庫司庫司、硬麥通心麵、藜麥麵包（65%藜麥）、全粒麵條、全粒長米、魚漿製品、Wasa l'eger™。

高升糖指數食物：紅燈嚴禁通行

第三類食物的升糖指數高於50，所含醣分在體內迅速轉換成糖，使血糖迅速升高。所以，必須嚴格禁止！

只要有所違犯，馬上就得到脂肪合成作為懲罰，也就是說體重會增加啦。如果吃了這些東西，減重鐵定會失敗！

今天，在美國和歐洲，30至40%的卡路里來自這些高升糖指數的食品。這都是食品工業界推出的產品，雖然低脂，但含有極高精製或轉化醣類。為了你的健康和美麗，請遠離這些工業食品吧！

高升糖指數食物

55：

水果類：芒果汁、無糖葡萄汁、木瓜、糖漬水蜜桃、西洋榠樝。

其他：酥餅（麵粉、奶油、糖）、粗粒麥食（煮熟小麥）、番茄醬、甜木薯、芥末（加糖）、Nutella®、紅米、菊苣糖漿、煮透的義大利麵、壽司。

65：

水果類：糖漬杏桃、鳳梨罐頭、熟香蕉、栗子、糖漬榲桲醬、果醬、甜瓜、葡萄乾。

蔬菜和豆類：煮熟的甜菜根、熟蠶豆、玉米粒、帶皮馬鈴薯（水煮或蒸熟）。

其他：庫司庫司、硬麥粗粒粉、冰淇淋和加糖雪泥、蕎麥、全麥麵粉、栗子粉、麵包果、硬麥千層麵及餃、Mars®、Sneakers®、Nuts®、美乃滋、蜂蜜及楓糖漿、含糖穀片、精製麵粉、中國掛麵、阿華田、巧克力粉、巧克力及牛奶麵包、全粒黑麥麵包、披薩、粥、燕麥粥、大麥粥、長米、香米。

70：

水果類：熟芭蕉。

蔬菜和豆類：蕪菁甘藍、捲心菜、蕪菁。

其他：貝果、長棍麵包、白麵包、含糖巧克力棒、脆硬麵包、餅乾、包子、精緻麥片（Special K®）、薯片、氣泡飲料（可樂）、牛角麵包、玉米粉、麵疙瘩、麵條、白麵粉做的無發酵麵包、年糕、玉米粥、棒子麵、煮馬鈴薯去皮、燉飯、白米、軟麥餃子、白糖、紅糖、黑糖、玉米餅。

75：

水果類：西瓜、各種南瓜。

其他：甜甜圈、加糖蜂窩餅、軟麥千層麵、加糖米布丁。

80：

馬鈴薯泥。

85：

蔬菜類：熟的胡蘿蔔、蕪菁、根芹菜。

其他：玉米片、玉米粒、白麥麵粉、年糕、Maizena、極白麵包、吐司麵包、漢堡麵包、爆米花、快煮米飯、發糕、年糕、木薯粉。

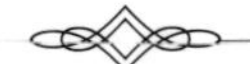

90：

無麩質白麵包、薯片、糯米、米。

95：

水果類：椰棗。

其他：米粉、馬鈴薯澱粉、烤馬鈴薯、炸薯條。

100：

改質澱粉類、葡萄糖，小麥、米及葡萄糖的糖漿。

110：

啤酒。

115：

玉米糖漿。

第七章

規律體能活動的好處

首先，我想再次重申一個大家都已經了解的觀念：單靠運動並不能減重！健身房和其他各種雕塑身材的美姿中心，在城市鄉間各個角落如雨後春筍般冒出，這股熱情證實了「運動是減重瘦身要素」那個古老的迷思，至今依然歷久不衰。

反之，運動雖然並非減重的方法，倒適合維持體重穩定。因此，我建議您要有規律的體能活動，並非為了減重，而是為了別再復胖。

對那些在健身課上苦苦揮汗灑淚的人們，我也要告訴您：做運動並不能取代減重療程。

運動養護身體，有助於器官良好運作、充分發揮，確保高血壓、糖尿病、膽固醇過高等症的風險不會大增。簡單來說，運動有助於好好管理每個人所擁有的健康本錢，但是並不能融化脂肪。而且，雖說運動不能減重，卻可讓你老得好、老得俏！

打從二十五歲開始，人體的機能開始下降，體重問題和各種疾病日益困擾我們。由三十至八十歲，肌肉量約減少40%，體力減少30%。老化和肥胖症會對身體的機能造成不好的影響。規律的體能活動可讓你身體活躍起來，並留住你的肌力。

要想避免老化，均衡飲食和體能活動有著密不可分的關係。年紀大了之後，肌肉難免會消散減少，就得靠此兩者才能與之抗衡。

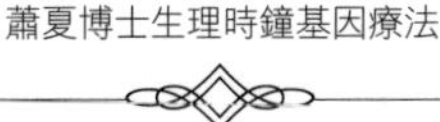

先問自己幾個問題

可是，在簽名加入健身房之前，先問問自己幾個問題：

1. 你比較喜歡室內運動，還是戶外運動？
2. 你希望獨自一人運動，或者需要一群人作伴？
3. 你想參加團隊運動，還是個人運動？
4. 你善於獨自運動，或是需要有個團隊彼此激勵？

這幾個問題，可協助你選擇真正合適的運動項目。

運動是別再復胖的好幫手，對於身體機能的維護也相當有幫助。有個規律的體能活動，可活化你的身體，保持體能，肌肉組織也會增加。還等什麼，趕快動起來！

如何在日常生活當中多動？

身體動一動，維持身體，保持身材，不讓身體「鏽掉」！健保局建議，每天至少做三十分鐘的體能活動，強度適中即可（相當於快步走），若有可能的話每次要持續十分鐘以上，像是走路；爬樓梯；做些費體力的家事；園藝；修修補補⋯⋯

我相信，看到這裡，你會這麼說：「就這樣哦，我常常做啊！」然而，你會發現每天動一動，本來就不是很為難的事情！

更進一步，你還可以這麼做：

1. 多爬樓梯，少搭電梯。
2. 短程多考慮用自行車代步，少開車。
3. 搭公車或地鐵時，提早一、兩站下車，這就可以多走點路……

看到了吧，每天多動一點，其實並不困難！不過，可別對自己太過嚴格，循序漸進就好。你會發現，過幾天後身體會習慣這些勞動，然後再增加每日的運動量。

簡單易學的鍛鍊方式

你正打算加入健身房嗎？我猜你是這麼想的：「我很喜歡運動，就是沒時間！」這麼著，我要老實告訴你：這不過是個藉口！我在這裡介紹給各位的運動，簡單而且很快就有效果，並不需要達到專業水準，也用不著什麼特殊器材！

每日的運動，只需一條跳繩、運動毯或是一塊地墊、運動鞋。身穿便裝，著內衣或泳衣亦可。不過，如果你覺得冷的話，最好是穿運動套裝，因為舒適最重要。

如果你無法強迫自己每天做這半小時的運動，如果總是有藉口縮短健身的時間（電話來了……），那麼，我會強烈建議你還是參加健身房的團體課。運動中心那裡有專業的教練和器材，價格也很有競爭力。快去參加吧！

我所提出的每日體能鍛鍊，分成八大步驟，讓你的身體循序漸進地在溫和的節奏中運動你的肌肉。我建議您一早醒來，還沒吃早餐前，就在床邊進行，如此正好可和緩地喚醒身體。

重點在於要遵循一定的順序。如果只是隨便動動的話，並沒有什麼效果。身體有其限度，體能鍛鍊也是。此外，如果你隨便做做，就可能喪失興趣，再也不想鍛鍊身體了。

就像飲食一樣，從事運動的時候也要注意均衡、多樣兩大要素。

不要害怕，以下的健身操並不需要每天全都做過一遍！我把它們分成八類，就是要讓各位每天鍛鍊時可有所選擇。所以呢，每一類當中挑出一、兩項即可。

剛開始的時候，每個動作應做二到三回，待你習慣新的韻律之後，做十到十五回。至於姿勢，我強烈建議肌肉收縮到極限時要撐個十幾秒，盡量伸展臀部、大腿、腹部、胸部等處。

充分熱身再開始

從事體能鍛鍊時，熱身階段需時最久。實際上，如果熱身做得好，並不會拉傷肌肉。如果是鍛鍊三十分鐘，那麼建議要保留足足十分鐘熱身。有好幾種的動作可用。

1. 如果你的住處附近有運動場，在跑道上輕鬆繞幾圈。
2. 若是公寓或大廈，用腳尖著地跳繩。

為了能夠在操練目標肌群之前充分熱身，並且讓肌肉稍稍脹大充血，可沿著直線原地大跨步，同時雙手交替前後擺動。

伸展操

不論是要保持體態或重拾漂亮身形，伸展操都是基本功。只要每天照著做，你的身體就會柔軟下來，日常行動更加便捷，更何況，柔軟度就是肌肉的命脈。

1. 同時伸展手臂以及腳踝，請踮起腳尖而兩臂往天花板高舉。重複十至十五次。
2. 伸展背部，先站定姿勢，雙腿稍微跨開打直，兩手伸長合起雙掌。然後，保持合掌狀態用繃緊到最長的手臂畫個大圓，往側邊伸到最遠但腳不可彎折。做動作時，腳板千萬不能離地。
3. 伸展臀部，雙腿屈膝跪在墊子上，坐在自己腳跟。雙手交疊抱頭。然後在腳跟上轉動臀部肌肉，讓腳跟往兩邊轉動。這和滑雪曲道賽時做急轉彎的原理很像，但沒有離開後腳跟。
4. 伸展軀幹，站定姿勢，雙腿大步跨開。兩手交疊抱頭。大腿固定，轉動骨盆180度。必須要能看到房間左右兩壁，而膝蓋不能彎曲。

腹部

腹部有所謂的腹肌；此處肌肉緊實十分重要，才能打造出美好身形，以免一不小心變成游泳圈！

> 注意了，我們要鍛鍊的是腹部，而非脊椎。此處所提關於腹部的動作，絕對要保持後腰平貼瑜伽墊。

1. 最普遍也無疑最有效的動作是空中踩踏。背貼地仰躺著，兩臂伸直置於體側，大腿懸在空中踩踏。腿部應摹仿騎自行車的動作，從頭到尾都不可以把腳靠在地上。你很快就會覺得肚子有些緊緊

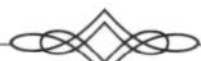

的，而且踩幾下之後會感到稍稍有點痠。這是個好現象，請持續做，即使有點受不了也要堅持下去！

2. 第二個動作很容易，效果也特別好。身體仰躺，雙腿彎起。然後挺起上半身，但不可以靠手幫忙，直到觸及膝蓋，腳板都要保持平貼瑜伽墊。為增添趣味，上半身抬起來的時候可以將雙掌交疊於後腦勺。這樣難度更大，但更有效果！

臀部、大腿及小腿

1. 第一個動作，可同時緊實脊椎最末端的臀部肌肉，還有肩膀與後頸。面部朝下俯臥，雙臂往前挺直，同時將兩手兩腿抬離地面，撐住不動。回復原位，然後再一次……
   請注意，如果你的腰不好，千萬別嘗試這個動作。
2. 塑造完美臀部曲線，俯臥，腹部貼地，雙手彎折置於下巴處。接著大腿開始交替上舉，雙腳盡量不要著地。這樣效果更好！
3. 最後一個動作，可讓你動動骨盆及臀部肌肉。仰躺伸直，雙臂往左右伸展，呈十字型。上身保持不動，舉起一條腿，維持這個位置然後往另一側拉，雙腿保持90度夾角，像是角尺一般。左右交替，重複動作。

髖部

1. 側臥，下方腿彎曲置於臀下，即蜷伏姿勢，用同一側的手撐著頭。抬起另一條腿，在空中畫小圈圈。回復原位，然後雙腿打直同時抬起，但上半身要維持別動。換一邊同樣進行。
2. 另一個動作比較簡單，仰躺伸直，兩手置於體側，雙腿繃緊舉高，但不要抬起上身。更難的動作是燭台式，也就是上半身與下半身同時挺直朝垂直線收縮，一樣也形成直角。

正確的姿勢

一般來說，我們的姿勢都不好。也就是說，人們大都彎腰駝背，而且體態不出色。這會影響到個人魅力，因此絕對要修正姿勢，看起來也更挺直纖瘦。姿勢不良的人，比較不討人喜歡，較沒有吸引力。然而抬頭挺胸的人一定看起來比較壯，比較苗條，比較瘦。這些動作可助你走在路上總是能引來眾人目光。

1. 一開始，背靠者牆，雙腿彎曲就好像是坐在一張想像中的椅子上，背順著牆面滑行。重複十至十五次，但要保持後背靠牆的坐姿十幾秒。而且，還得維持靜止狀態時背部的拱起。這個動作可有效對付脊柱前凸，除此之外，還能刺激大腿的肌肉。
2. 跪姿，雙臂撐地，向後伸展一條腿，保持幾秒鐘，再換另一條腿。

前胸和手臂

開始之前，有必要再次做個熱身。接下來的幾個動作，有助於舒展太過緊繃的肌肉。

1. 站立，雙腿分開，側展雙臂，向前向後分別打小圓圈，每個方向分別做一到二分鐘。
2. 接下來，低頭，雙手打直在胸前交叉，重複幾次動作。
3. 雙手交叉放在額前，上半身左右轉動；再來，雙手交叉放在背後，轉動上身，以此鍛鍊背部肌肉。
4. 最後，動動大腿內側，結束熱身階段：雙手扠腰，兩腿彎曲下蹲，讓腿部內側肌肉持續繃緊。

伏地挺身

我們的每日運動就要接近尾聲了，我把最好的留在最後。

儘管大家都很熟悉這個動作，但這裡還是要強調一下動作要領：

1. 腿要伸直，如果彎曲的話，就沒有效果，得重新來過。
2. 寧可每天只做幾下，但是動作完整而且有效，強過身體扭曲連續做個二十幾下。
3. 伏地挺身的要領很簡單，腰腹要挺直，依靠胸肌和手臂的力量把身體抬起，而不要借助腿部肌肉。
4. 一旦開始，就不應在手臂彎曲再伸直的動作之間休息。肌肉鍛鍊的效果，取決於不間歇的重複運動數次。
5. 若用前臂，也就是手肘著地來做，就會比較輕鬆；也可以翻過身，背對地。
6. 對於那些無法做出標準伏地挺身動作的朋友，我有個更簡單的替換方法，也可以做到這個項目的核心部分，也就是讓手臂彎曲然後再打直。正面對著牆，依靠前胸和手臂力量，依樣貼近再推開。同樣，不要用大腿的力量。

經過一段時間的練習，有實力的朋友們可以嘗試單腿（一隻腳靠在另一隻腳上）或單臂（一隻手收到背後）的伏地挺身，那更富有挑戰性！

附錄

二週瘦身餐單　第1週

星期一	星期二	星期三	星期四	星期五	星期六	星期天
早晨起床喝一杯300ml溫熱清水						
早餐 7:30	早餐 7:30	早餐 7:30	早餐 7:30	早餐 7:30	早餐 7:30	早餐 7:30
紅棗雜糧粥200g	蛋花胡蘿蔔絲粥	五穀豆漿	小餛飩	五穀豆漿	薏仁粥	200ml牛奶泡100g燕麥
雜糧麵包2片	煮玉米	蒸地瓜2塊	白煮蛋	白灼蔬菜	南瓜饅頭	白煮蛋1顆
水煮蛋1顆				全麥麵包2片	白煮蛋	蘋果1顆
午餐 11:30	午餐 11:30	午餐 11:30	午餐 11:30	午餐 11:30	午餐 11:30	午餐 11:30
雜糧飯1碗	水餃	小米白米飯1碗	雜糧飯1碗	海鮮烏冬麵	小米白米飯1碗	瘦肉米粉
白蘿蔔燉牛肉	白灼芥藍	清蒸鯧魚	炒素什錦	蒜泥海帶絲	紅蔥頭炒牛肉	炒蔬菜
清炒芥藍菜	番茄雞蛋湯	炒蔬菜	蘑菇炒雞片		清炒蘆筍	
菌菇湯		海帶豆腐湯	酸辣湯		冬瓜蛋花湯	

下午茶 16:30	下午茶 16:30	下午茶 16:30	下午茶 16:30	下午茶 16:30	下午茶 16:30	下午茶 16:30
紅茶1杯	黑巧克力4小格	普洱茶2杯	紅棗5顆	杏仁8顆	紅茶1杯	薏仁核桃露
杏仁15顆	核桃仁15g	開心果15顆	核桃仁15g	黑巧克力2顆	杏仁10顆	
晚餐 19:00	晚餐 19:00	晚餐 19:00	晚餐 19:00	晚餐 19:00	晚餐 19:00	晚餐 19:00
清炒藕片	馬蘭頭拌香乾	清蒸茄條	蝦米蒸蛋	炒茼蒿菜	涼拌綠豆芽	糖醋黃瓜
涼拌海帶絲	炒菜心	拌萵苣絲	拌苦瓜	蘑菇燴花椰菜	炒捲心菜	涼拌綠豆芽
1330卡	**1740卡**	**1241卡**	**1631卡**	**1730卡**	**1781卡**	**1434卡**

二週瘦身餐單　第2週

星期一	星期二	星期三	星期四	星期五	星期六	星期天
早晨起床喝一杯300ml溫熱清水						
早餐 7:30	早餐 7:30	早餐 7:30	早餐 7:30	早餐 7:30	早餐 7:30	早餐 7:30
薏仁粥	豆漿1杯	五穀豆漿	白粥配肉鬆	蛋花胡蘿蔔絲粥	紅棗雜糧粥200g	200ml牛奶泡100g燕麥
南瓜饅頭	全麥麵包2片	蒸地瓜2塊	蒸發糕	煮玉米	雜糧麵包2片	白煮蛋1顆
白煮蛋	香蕉1根	花卷饅頭1個			水煮蛋1顆	蘋果1顆
午餐 11:30	午餐 11:30	午餐 11:30	午餐 11:30	午餐 11:30	午餐 11:30	午餐 11:30
雜糧飯1碗	素水餃	小米白米飯1碗	雜糧飯1碗	海鮮烏冬麵	小米白米飯1碗	瘦肉米粉
紅燒鴨塊	蝦仁炒蘆筍	清蒸鯿魚	山藥炒肉片	涼拌豆芽	青花菜炒肉丁	蝦醬空心菜
白灼金針菇		黃瓜炒蝦米	茭白絲炒牛肉絲		清蒸明蝦2隻	
冬瓜干貝湯		豆腐蘑菇湯	菌菇湯		番茄蛋湯	

下午茶 16:30	下午茶 16:30	下午茶 16:30	下午茶 16:30	下午茶 16:30	下午茶 16:30	下午茶 16:30
普洱茶1杯	杏仁19顆	美式咖啡1杯	普洱茶1杯	火龍果1顆	紅棗4顆	薏仁核桃露
杏仁15顆	核桃仁15g	開心果15顆	核桃仁15g	黑巧克力2顆	杏仁15顆	
晚餐 19:00	晚餐 19:00	晚餐 19:00	晚餐 19:00	晚餐 19:00	晚餐 19:00	晚餐 19:00
炒苦瓜	炒空心菜	清蒸茄條	清炒苜蓿	炒茼蒿菜	涼拌綠豆芽	干貝冬瓜湯
涼拌海帶絲	拌苦菊	拌萵苣絲	酸辣藕片	蒜泥海帶絲	炒捲心菜	荷蘭豆拌金針菇
1687卡	**1369卡**	**1542卡**	**1758卡**	**1451卡**	**1572卡**	**1341卡**

健康專業建議

早餐

雜糧粥／燕麥片／全麥吐司一至二片，白煮蛋一顆，豆漿（避免與雞蛋同時食用），適量新鮮蔬菜和水果。

午餐

主食：米飯、麵條（不超過100克）／水餃。

蔬菜：清淡白灼為主（150至200克）。

肉類：清蒸水煮為主（不超過100克），避免過量調味品。

晚餐

湯水或粥一碗，清淡無油。

主食：雜糧／南瓜／番薯／馬鈴薯／芋艿／山藥／豆製品（少量）。

適量蔬菜與肉類，清淡少油。

每100克水果中含糖量少於10克的水果，包括青瓜、西瓜、柳丁、柚子、檸檬、桃子、李子、杏、枇杷、鳳梨、草莓、櫻桃、黃瓜、番茄等。此類水果每100克可提供20至40千卡的能量。 可以根據個人喜好替換餐單中的水果，但是每天最多不超過150克。

每日飲用清水1000至1500毫升，茶和咖啡不超過兩杯，避免帶糖及碳酸飲料。

每週五次以上有氧運動，每次三十至六十分鐘。
飲食清淡，避免油、糖、鹽的攝取。
烹飪方法避免紅燒、煎炸、油燜、煲仔等。
避免單糖以及高糖食物、膨化類、醃漬類食品。
每日下午和晚上睡覺前可以攝取不超過50克堅果類食品。

林伊倫
&
蕭夏博士

10日瘦身餐

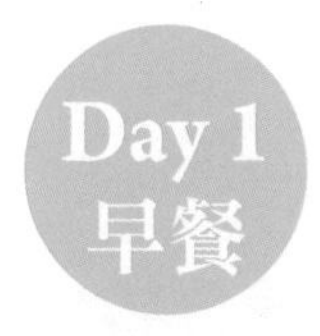

奶油南瓜湯&菠菜核桃仁沙拉

主料： 南瓜，菠菜，核桃仁

調料： 亞麻籽油，義大利黑醋，鹽少量

做法： 南瓜去皮，放入鍋中加水煮軟，再用攪拌機攪打成濃湯，再調入鹽即可。

菠菜摘去根部取嫩葉，加入嫩核桃仁，再調入亞麻籽油和義大利黑醋即可。

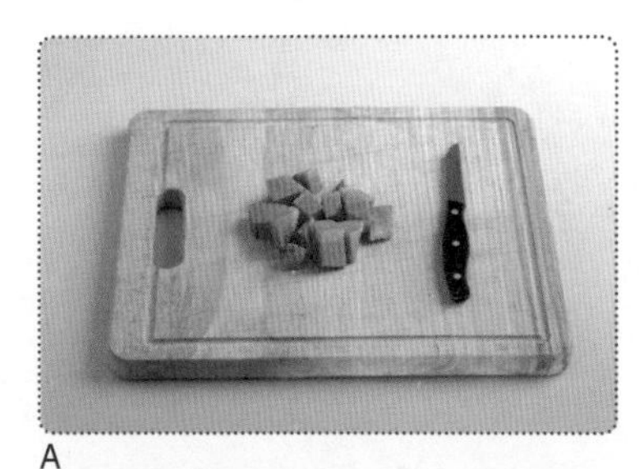

A

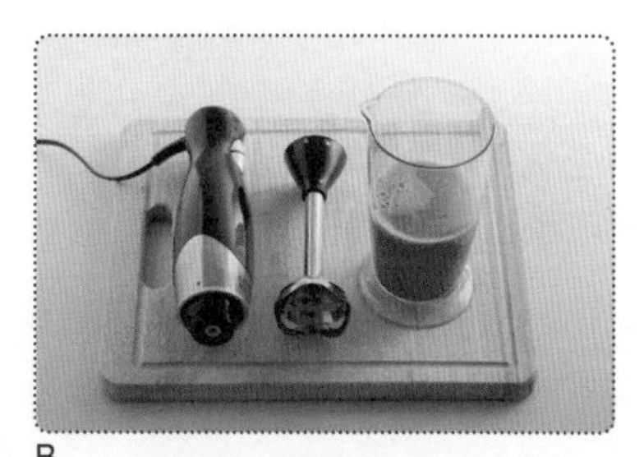

B

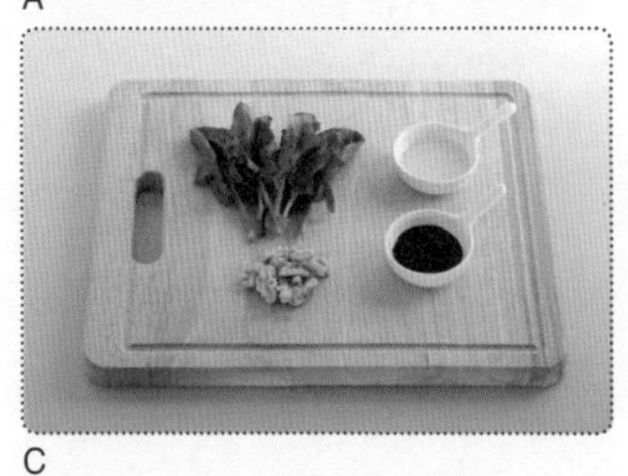

C

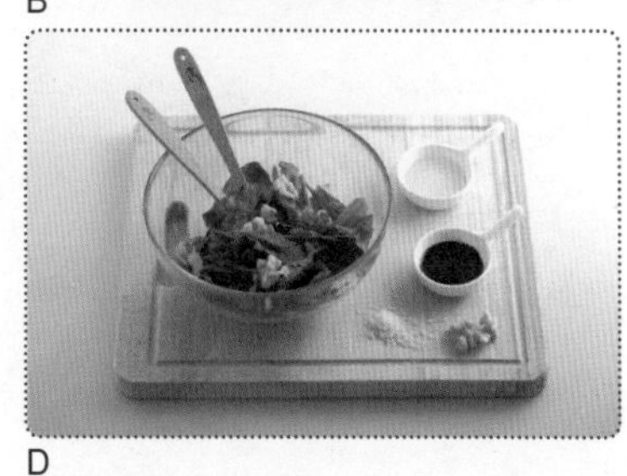

D

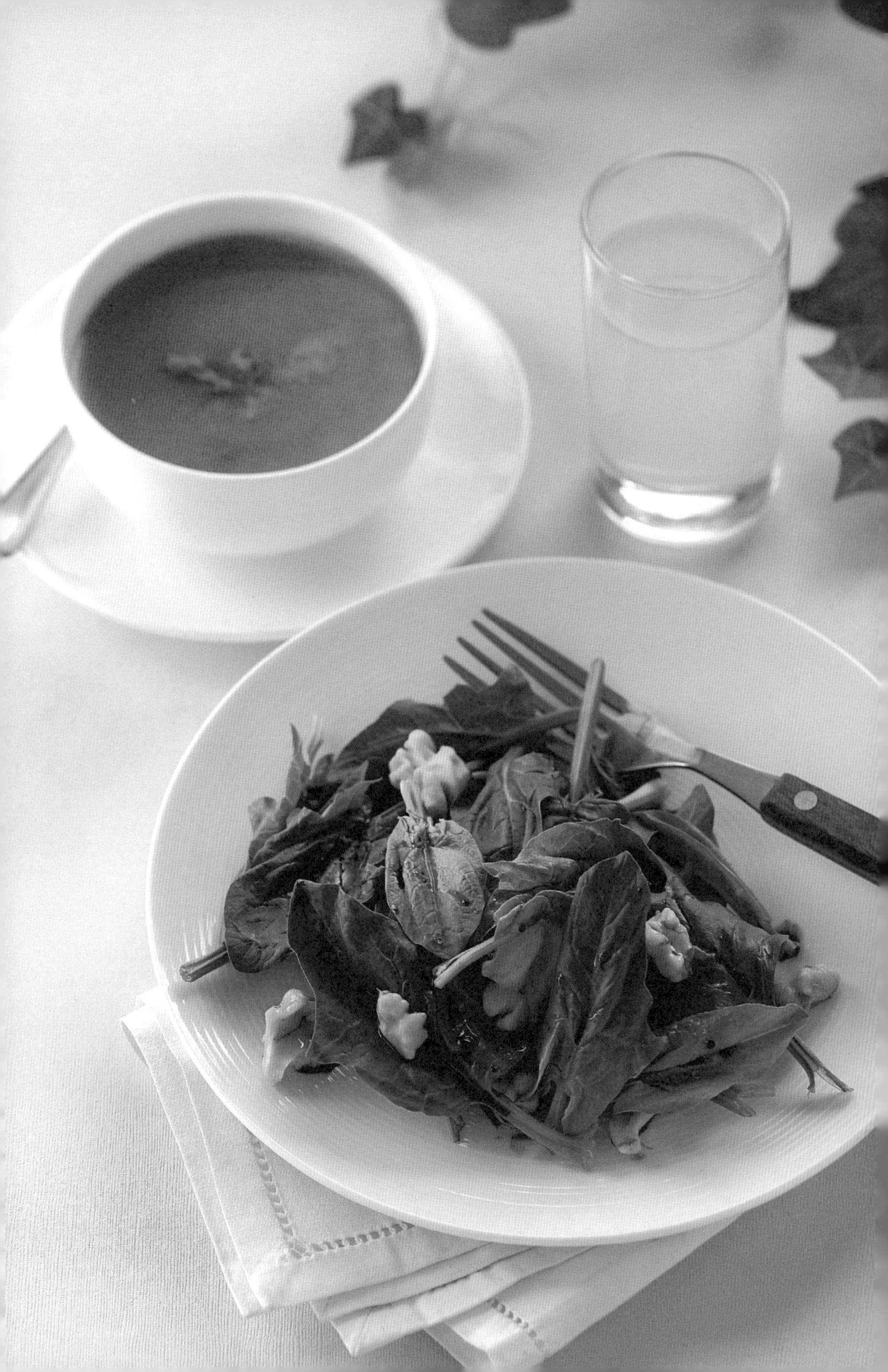

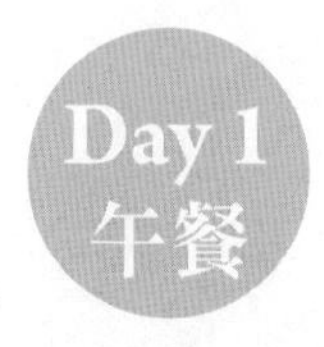

蒸糙米飯&蜂蜜烤鴨胸&油醋汁拌苦菊

主料：糙米（100克），鴨胸肉，苦菊（苦苣）

調料：鹽少量，蜂蜜少量，沙拉油醋汁，迷迭香

做法：在鴨胸表面塗抹上蜂蜜，再撒入迷迭香碎，隨後放入烤箱中烤熟，再取出切成片。

苦菊去除根部，調入沙拉油醋汁拌勻即可。

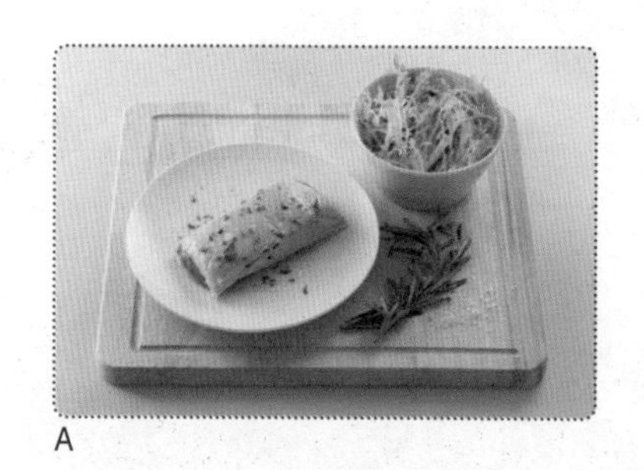

A

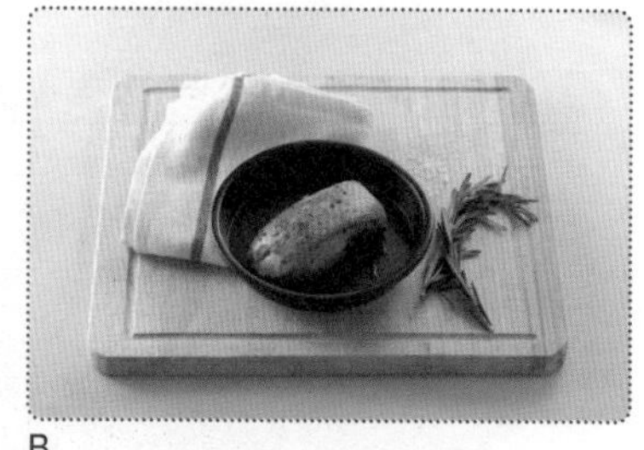

B

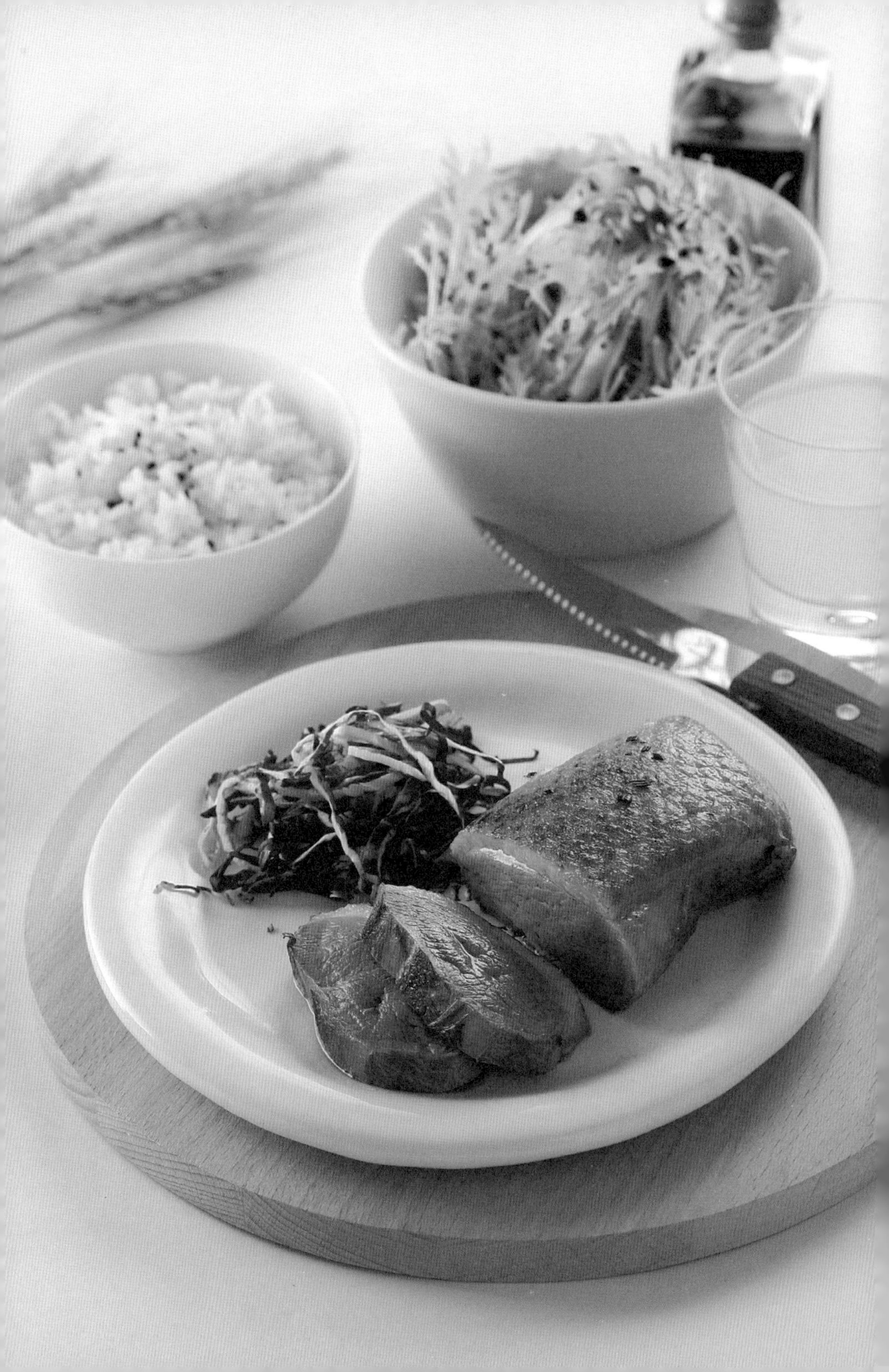

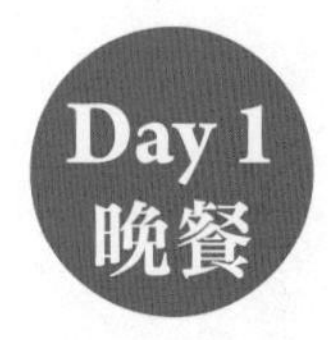

木耳黃瓜炒雞蛋&雪菜燒黃魚

主料：黃瓜，雞蛋，木耳，雪菜，大黃魚，薑

調料：鹽少量

做法：木耳用水泡發，黃瓜去皮切斜片，雞蛋磕入碗中攪打成蛋液，將雞蛋在鍋中炒成蛋碎，再放入黃瓜和木耳，調入鹽拌炒均勻即可。

雪菜切碎，薑切薄片，大黃魚在鍋中兩面煎上色取出，把薑片和雪菜放入鍋中，加入適量水大火燒沸後，放入大黃魚，轉小火燒入味即可。

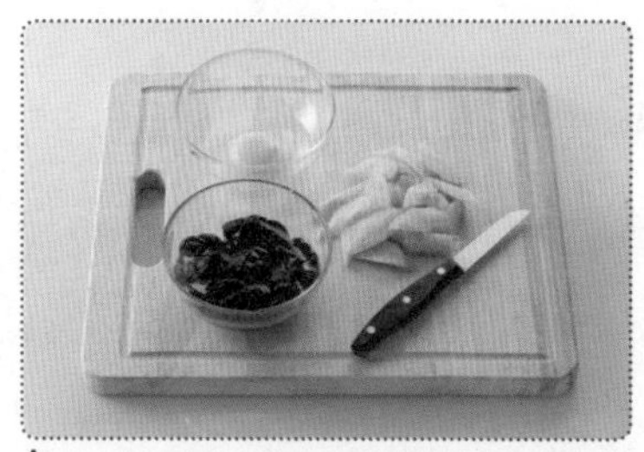
A

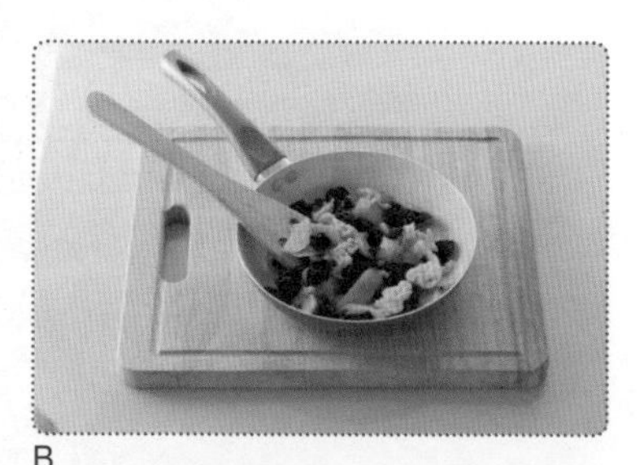
B

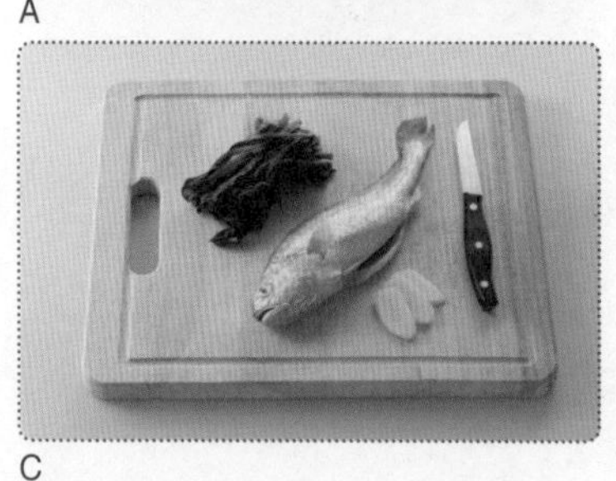
C

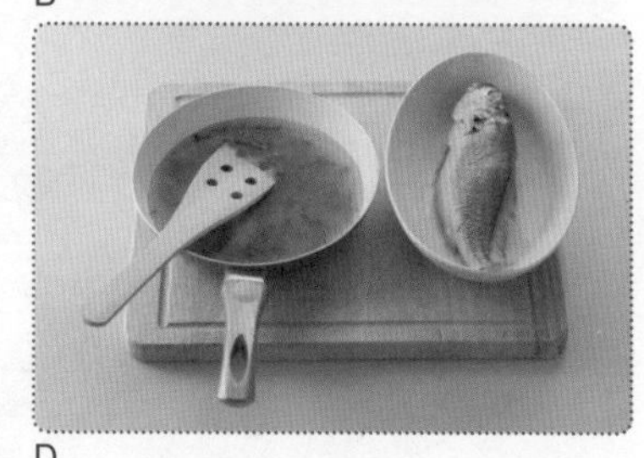
D

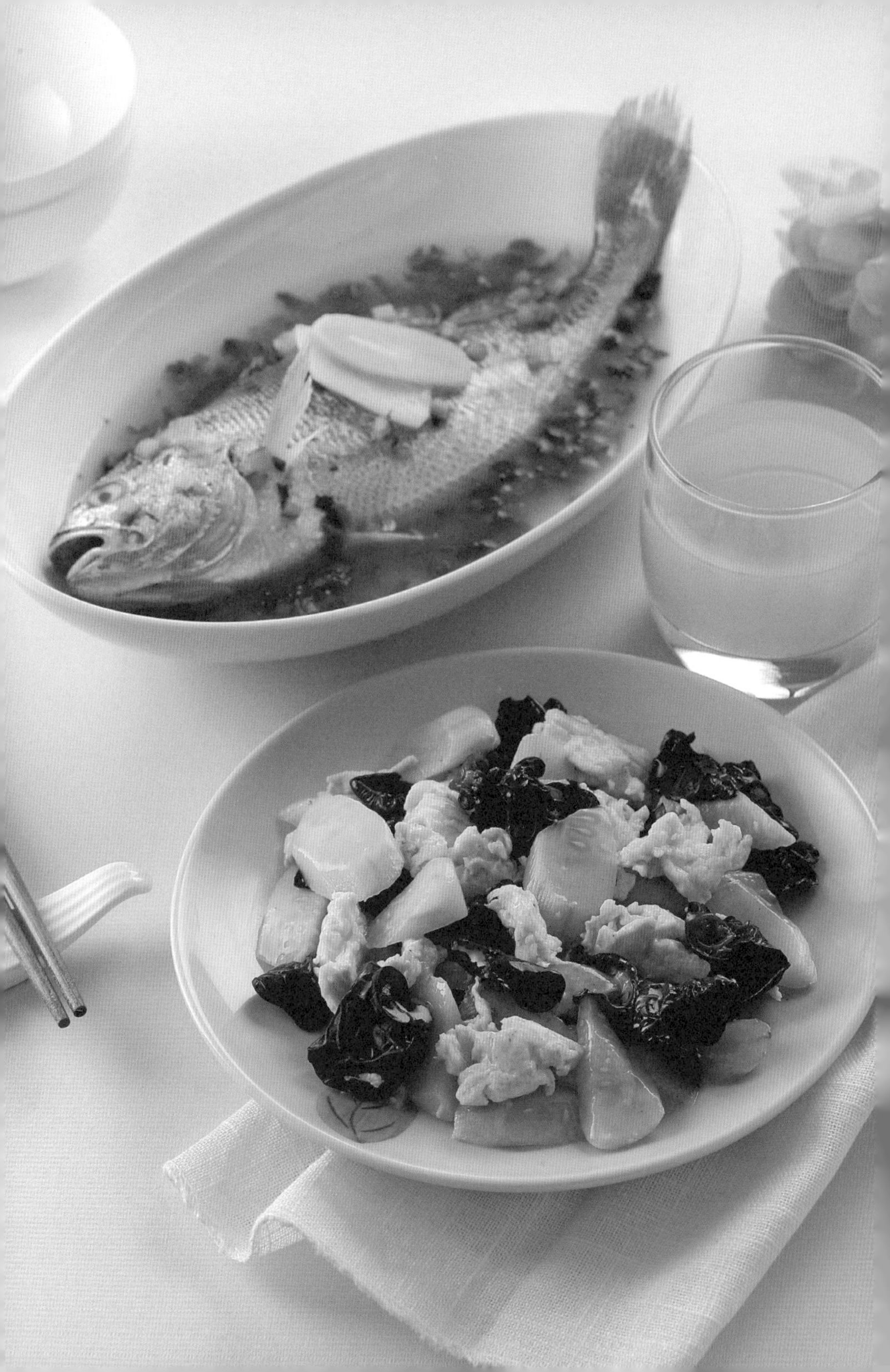

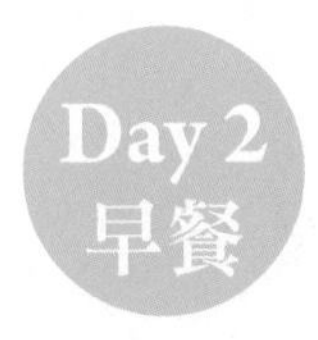

紅豆薏仁粥&甘藍萵苣沙拉

主料：紅豆，薏仁，紫甘藍，萵苣
調料：亞麻籽油，義大利黑醋
做法：將紅豆和薏仁放入鍋中，加入足量水燒沸後轉小火熬煮成粥。
紫甘藍和萵苣分別切成細絲，再調入亞麻籽油和義大利黑醋拌勻即可。

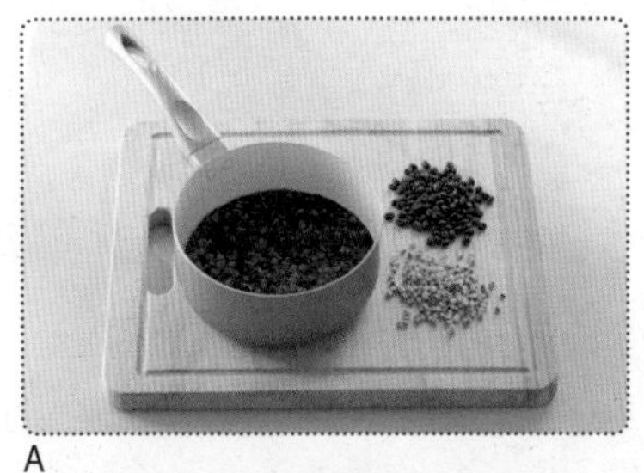
A

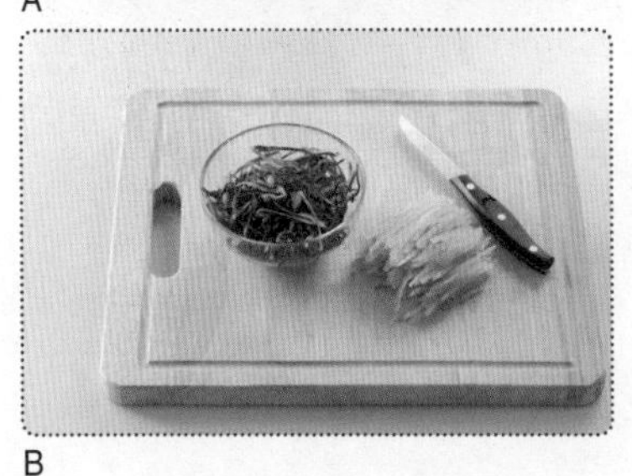
B

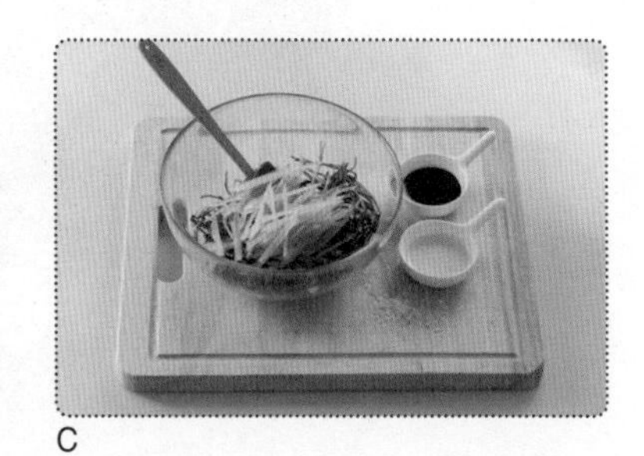
C

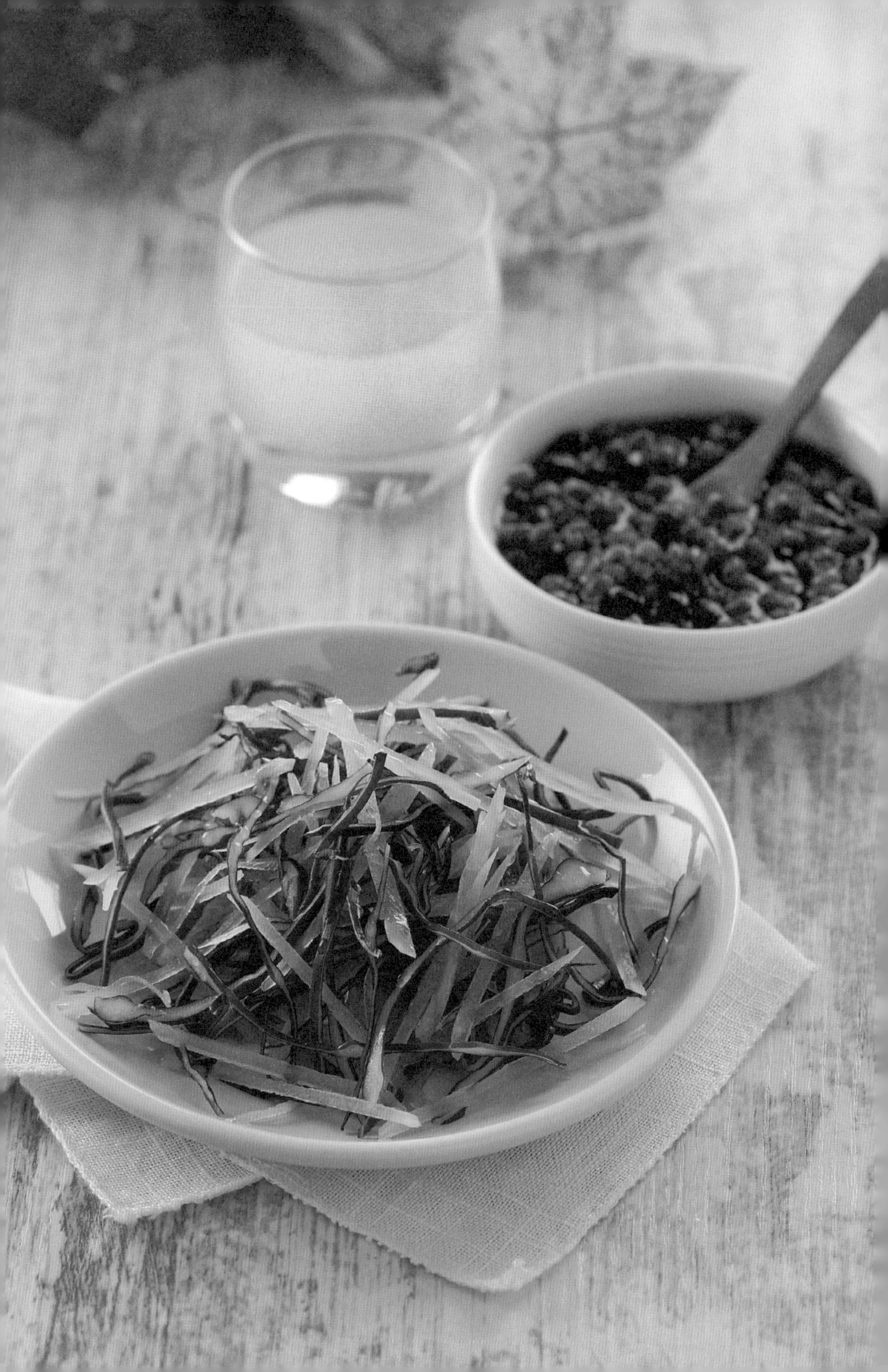

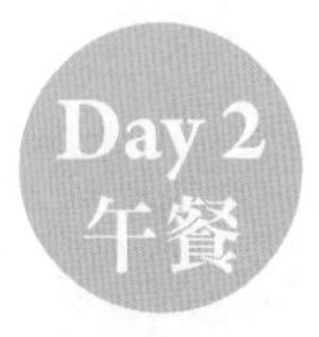

糙米飯&茄汁炒雞片&剁椒蒸茄條

主料：糙米（50克），雞胸肉，茄子，番茄，芹菜

調料：鹽少量，剁椒

做法：雞胸肉切片，芹菜和番茄切丁，先在鍋中將雞片炒熟，隨後放入番茄和芹菜，再調入鹽炒勻。

茄子切成條，淋入剁椒，放入蒸籠中蒸熟即可。

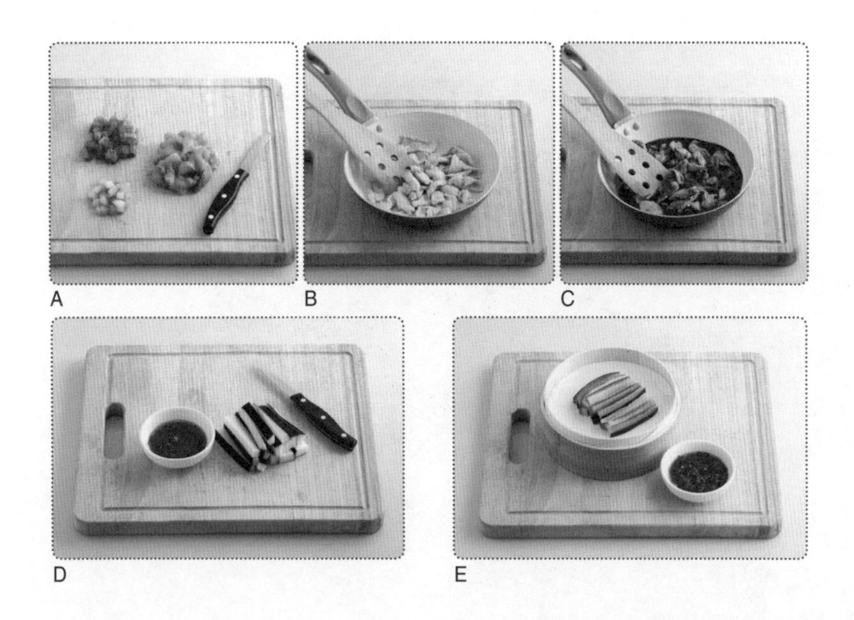

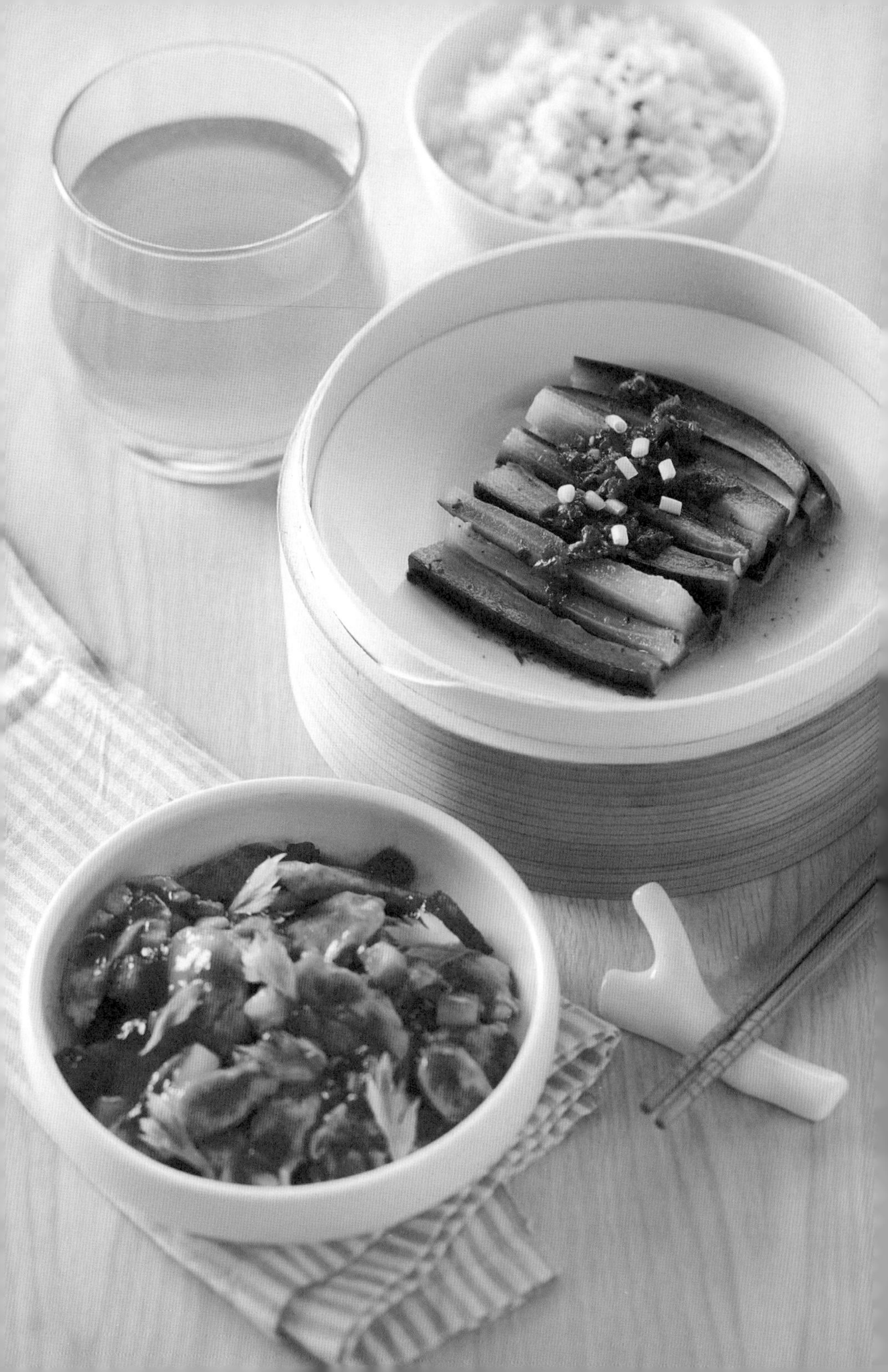

番茄汁烤三文魚&羅宋湯

主料：三文魚（鮭魚），番茄，洋蔥，胡蘿蔔，西葫蘆（櫛瓜），芹菜

調料：鹽少量，番茄醬

做法：三文魚放入烤箱中烤熟，西葫蘆切成小丁，放入鍋中翻炒，再調入番茄醬、水和鹽，最後淋在三文魚上。

將洋蔥、芹菜、番茄和胡蘿蔔分別切碎，先在鍋中炒香洋蔥，再放入胡蘿蔔、芹菜和番茄，隨後調入適量水煮沸，最後調入鹽即可。

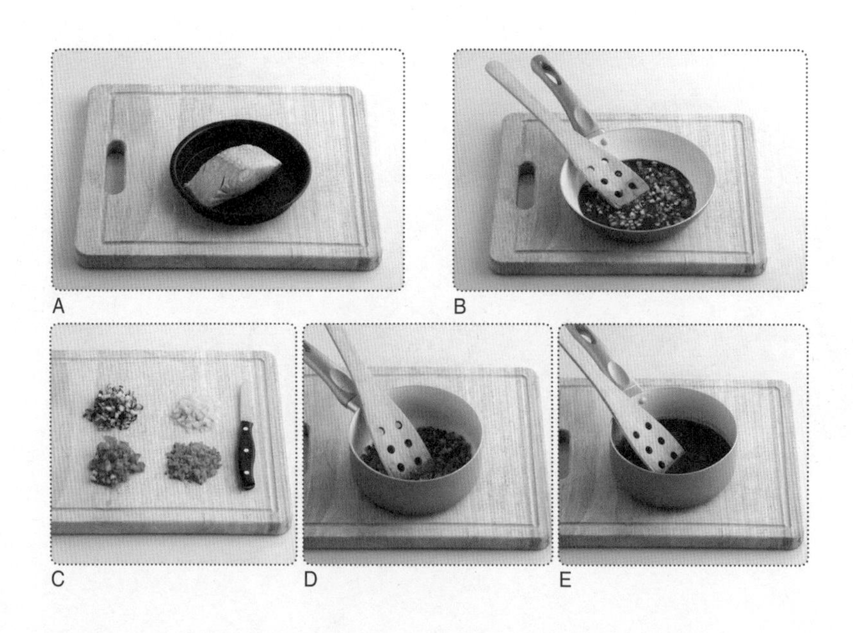

A B C D E

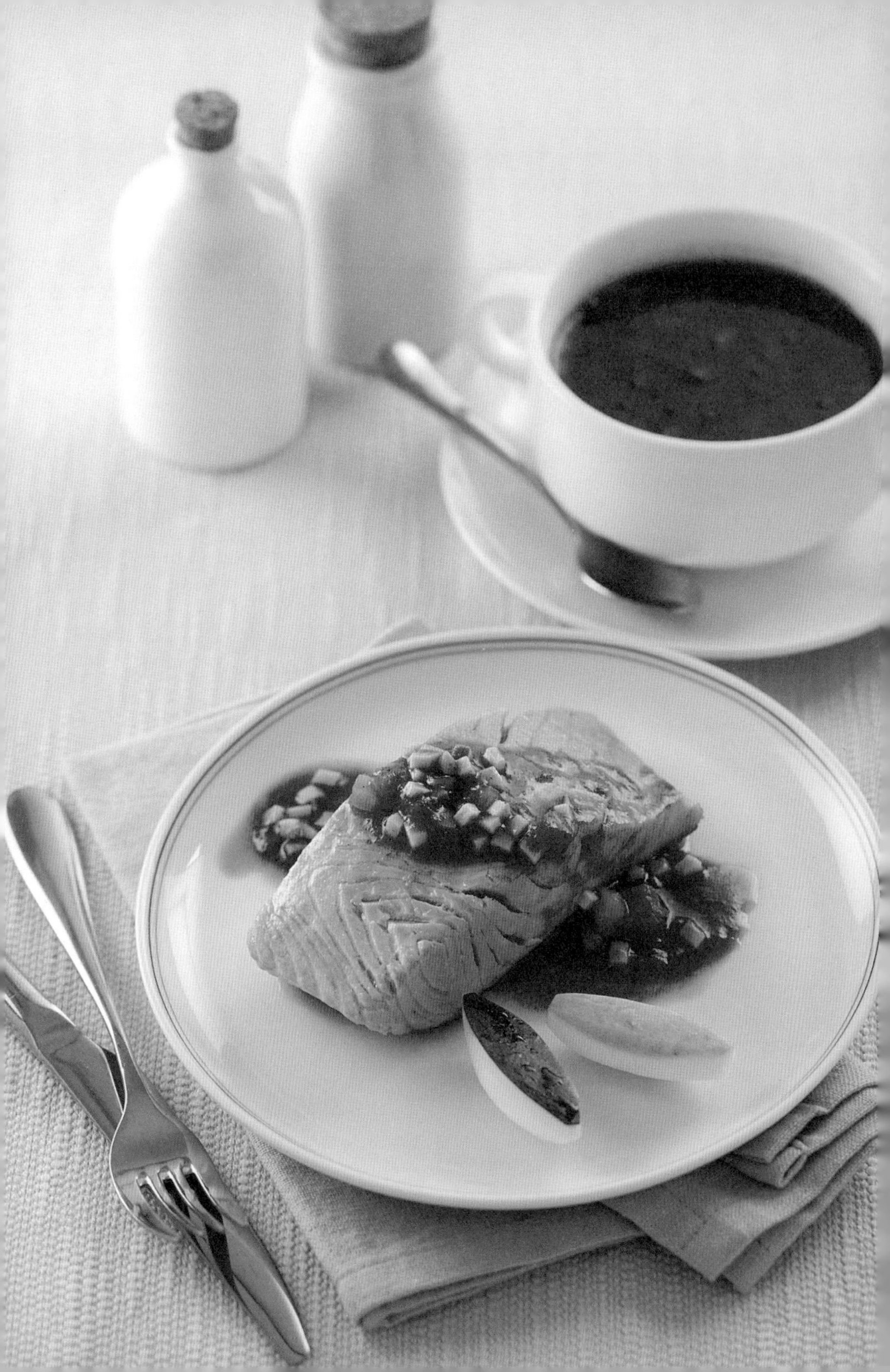

百合銀耳湯&藜麥芥蘭沙拉

主料：百合，銀耳，藜麥，芥蘭，紅彩椒

調料：亞麻籽油，鹽少量

做法：銀耳泡發，放入鍋中加入足量水煮軟，再放入百合即可。
藜麥用溫水浸泡，芥蘭切碎，放入沸水中氽燙熟，再放入藜麥和少許紅彩椒碎，調入鹽和亞麻籽油拌勻即可。

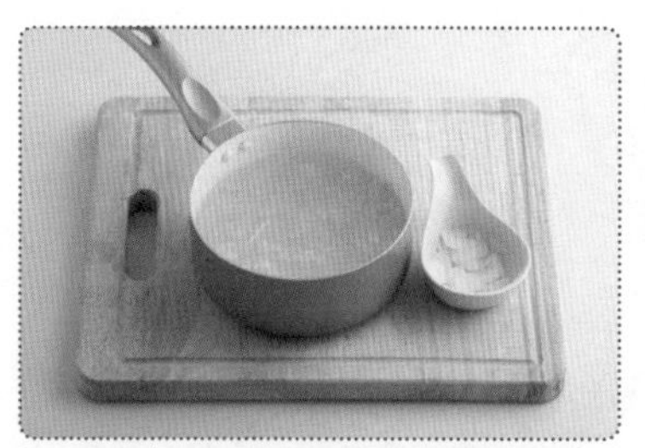
A

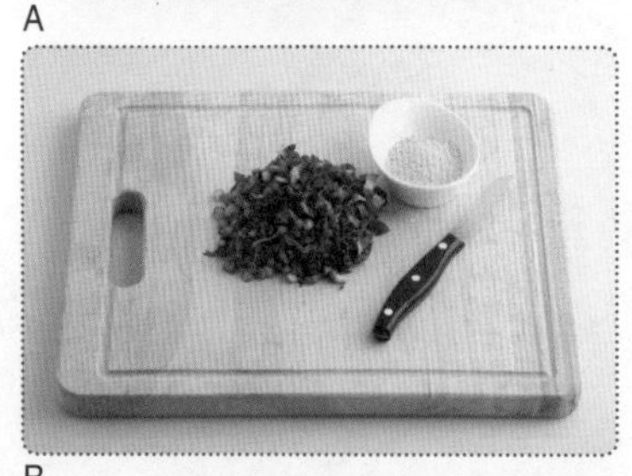
B

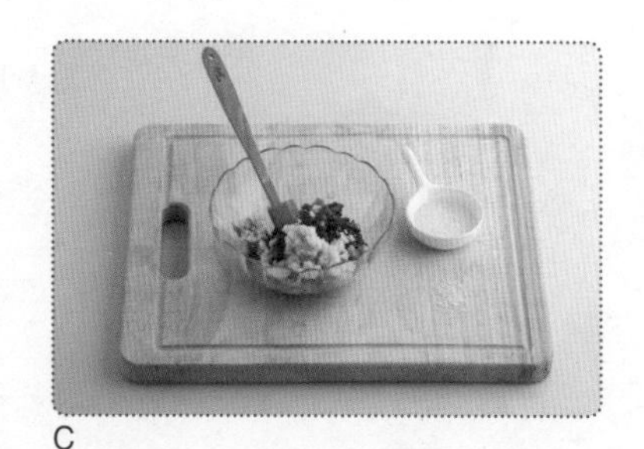
C

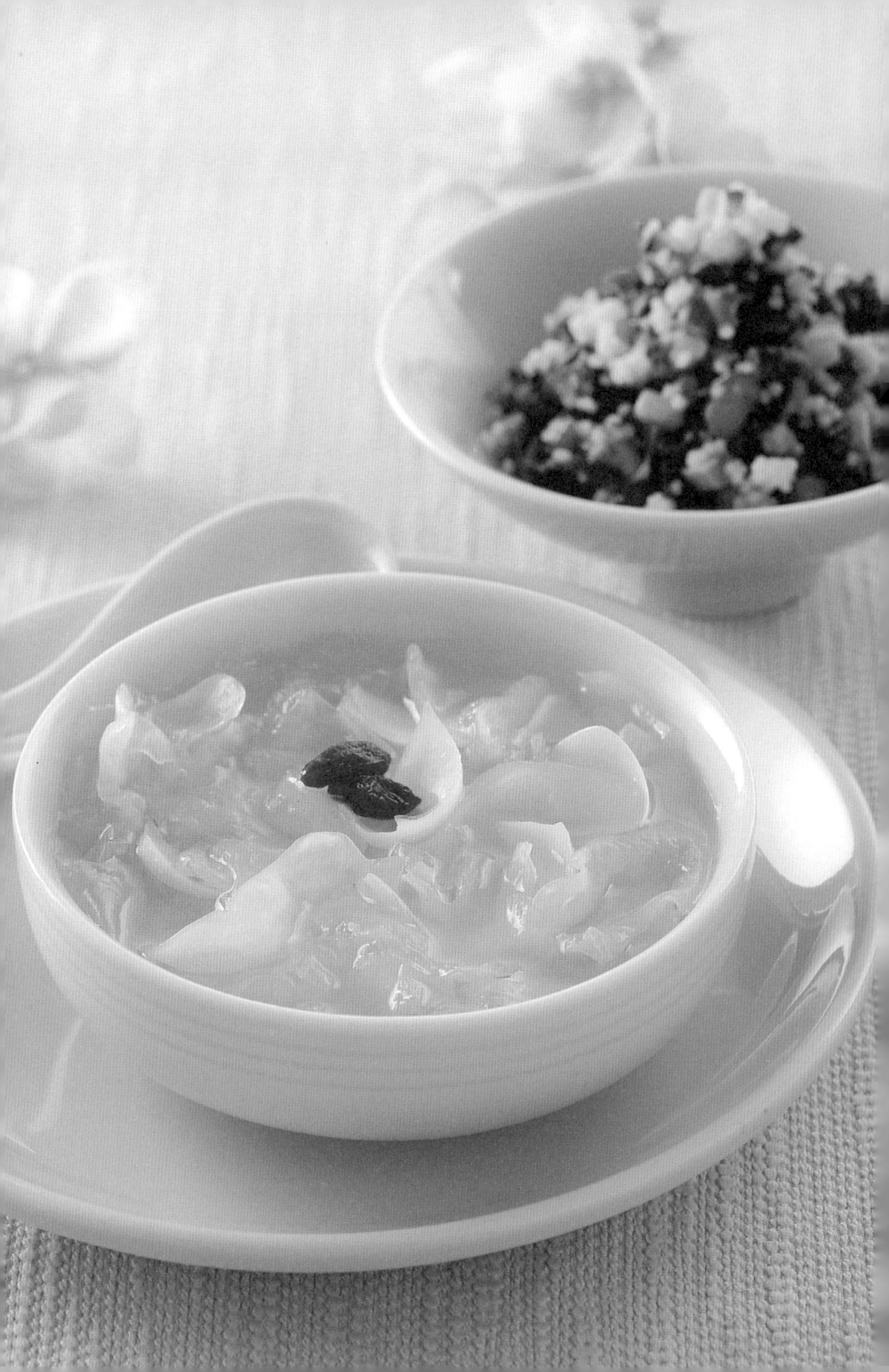

糙米飯&乾煎小黃魚&芹菜拌胡蘿蔔花生

主料：糙米（100克），小黃魚（黃花魚），芹菜，花生，紅彩椒，胡蘿蔔

調料：鹽少量，椒鹽，亞麻籽油

做法：小黃魚放入鍋中將兩面乾煎上色，再撒上椒鹽。

花生用沸水煮熟，胡蘿蔔、芹菜、紅彩椒分別切丁，隨後放入碗中調入鹽和亞麻籽油拌勻即可。

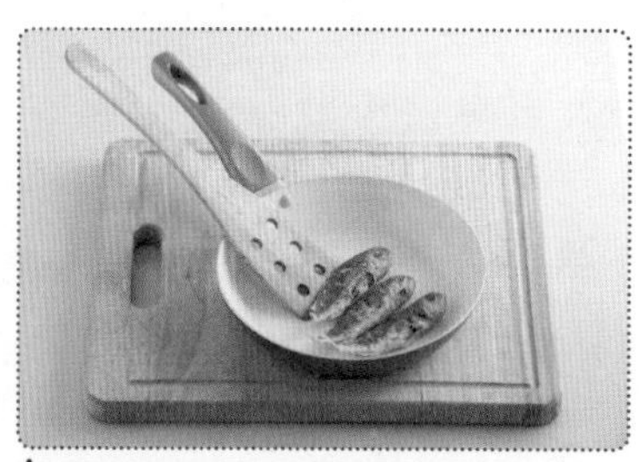
A

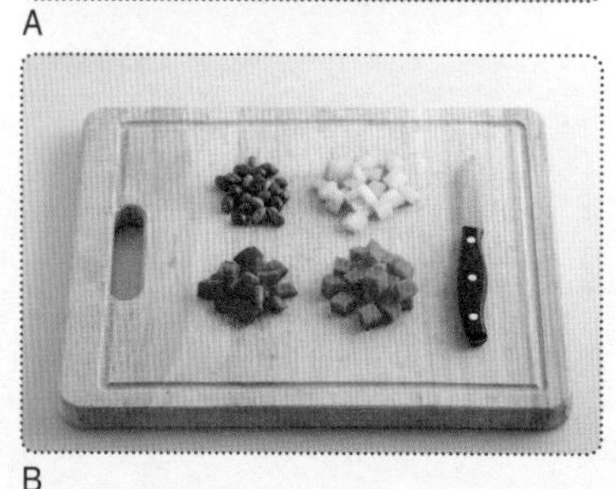
B

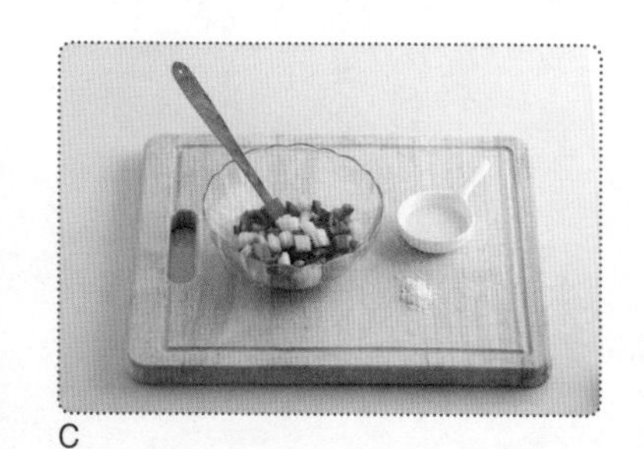
C

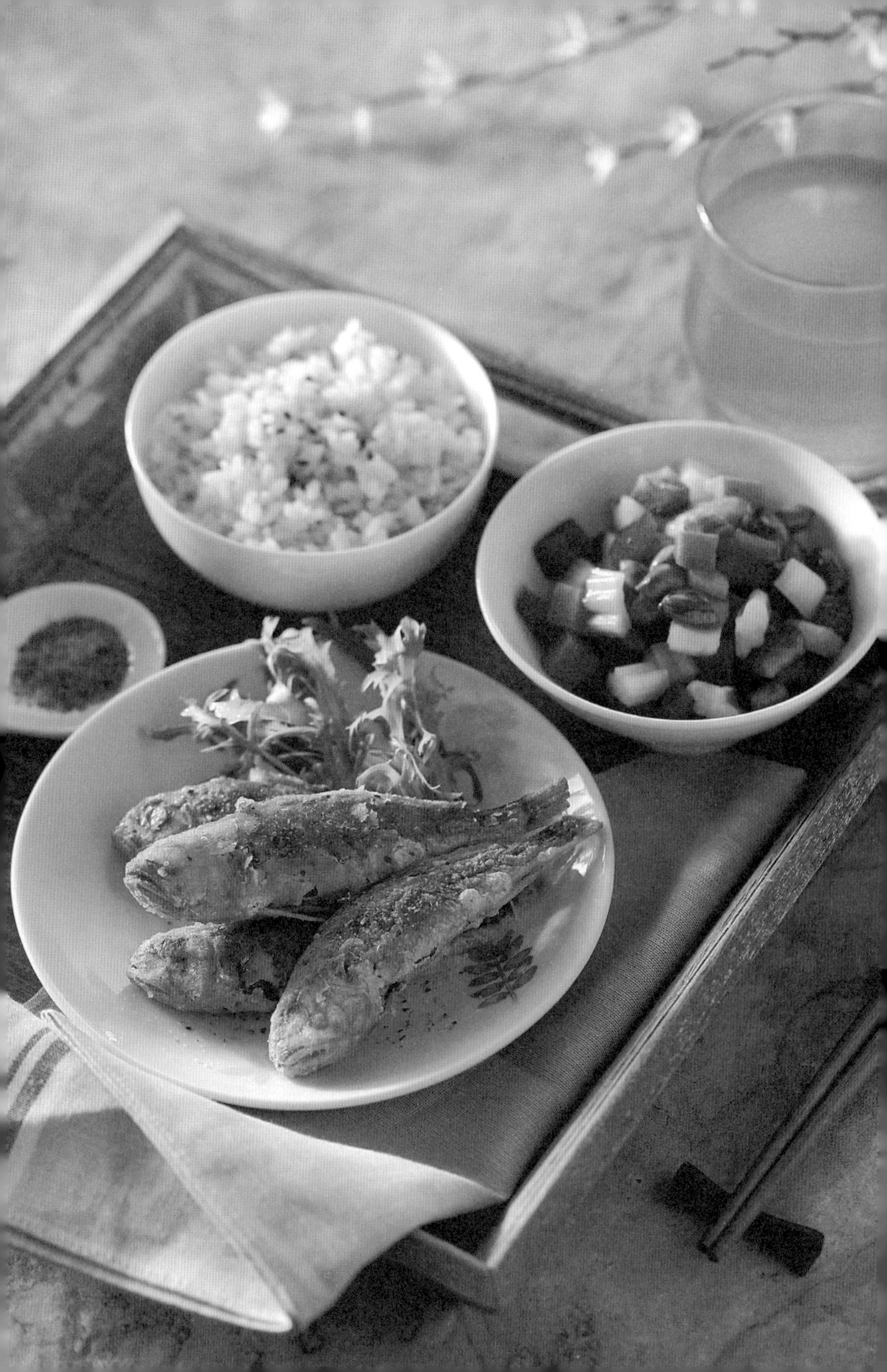

溜魚片&豆腐蝦皮炒小白菜

主料：草魚，豆腐，蝦皮，小白菜，木耳

調料：鹽少量，薑

做法：將草魚切片，薑切細絲，木耳泡發，先將魚片滑熟，再放入薑絲和木耳，最後調入鹽。

鍋中放入蝦皮，隨後放入小白菜翻炒片刻，最後放入豆腐，加入少許水燒透即可。

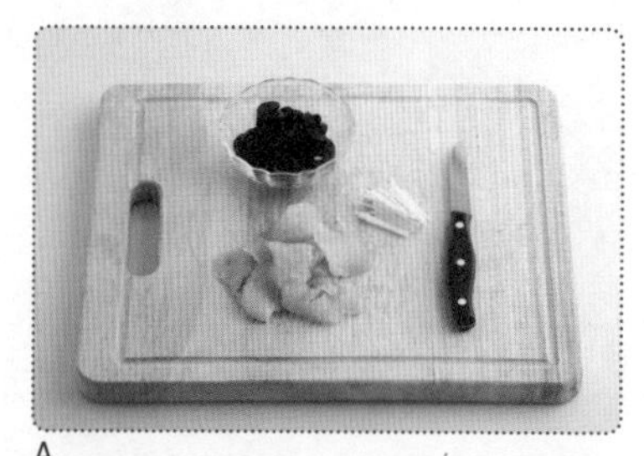
A

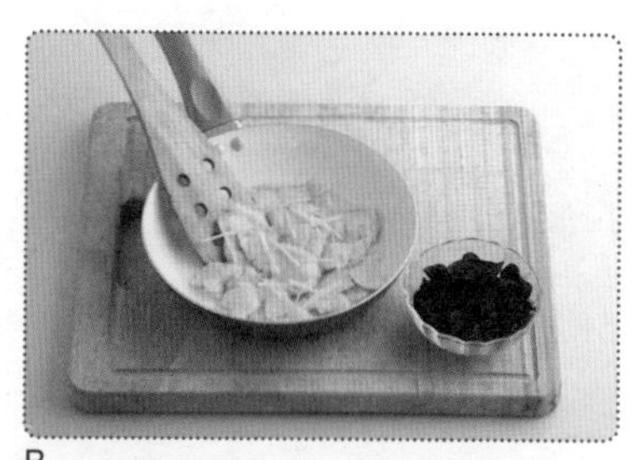
B

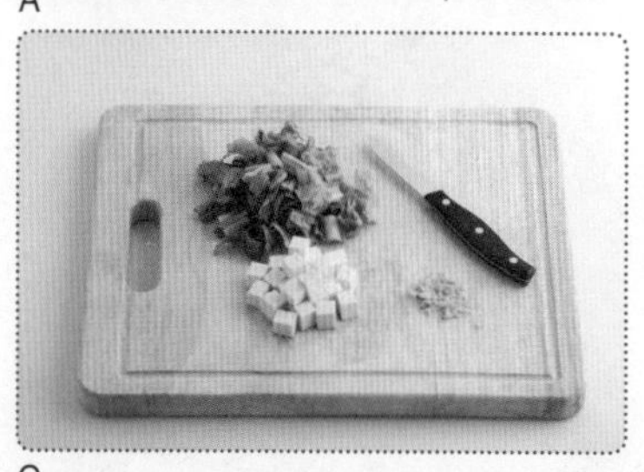
C

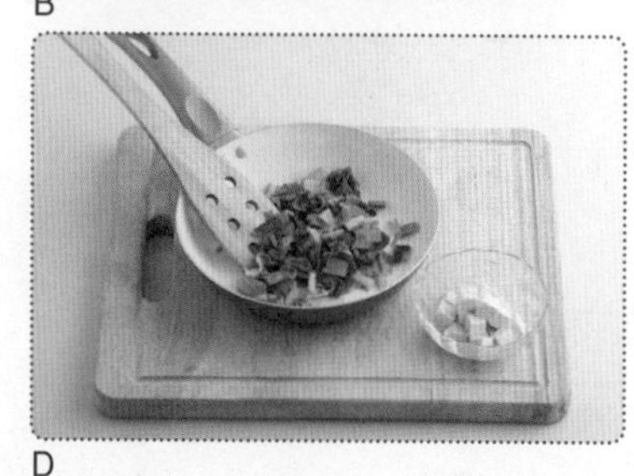
D

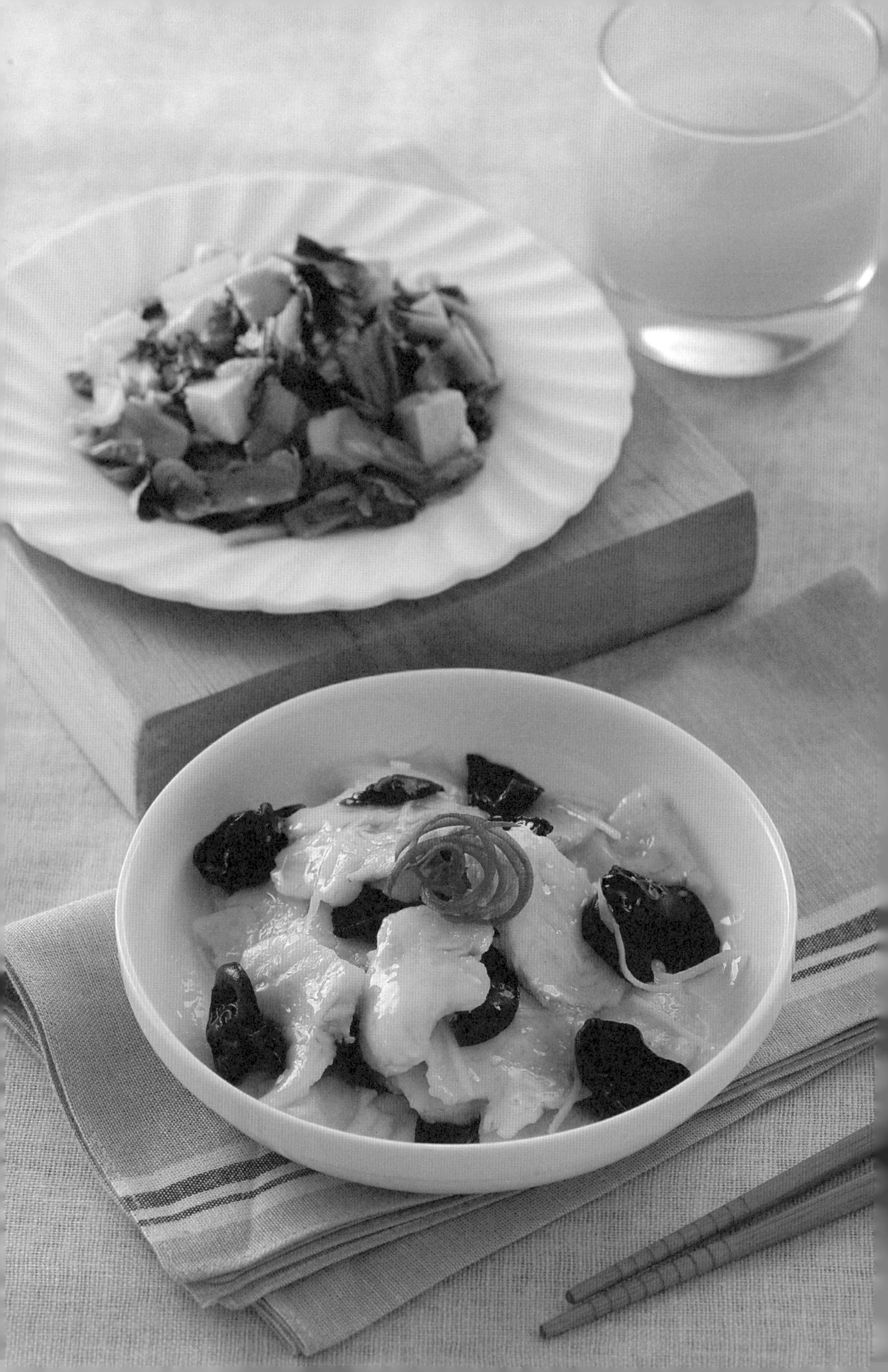

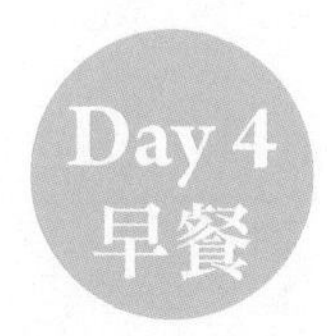

牛奶水果麥片&羅馬生菜沙拉

主料：燕麥（50克），草莓，牛奶，羅馬生菜，煮雞蛋

調料：亞麻籽油，義大利黑醋，鹽少許

做法：牛奶加熱倒入燕麥中，草莓切小丁撒在上面。

羅馬生菜撕成大塊，煮雞蛋切碎，再調入鹽、亞麻籽油和義大利黑醋拌勻即可。

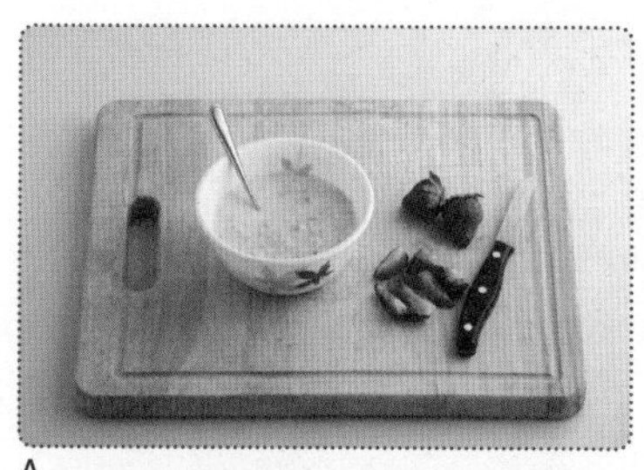
A

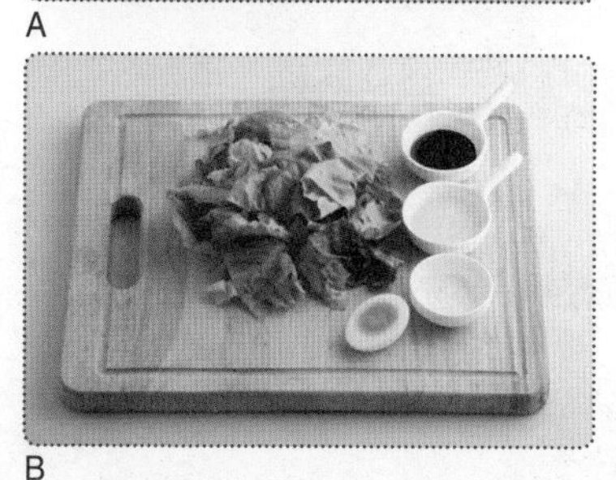
B

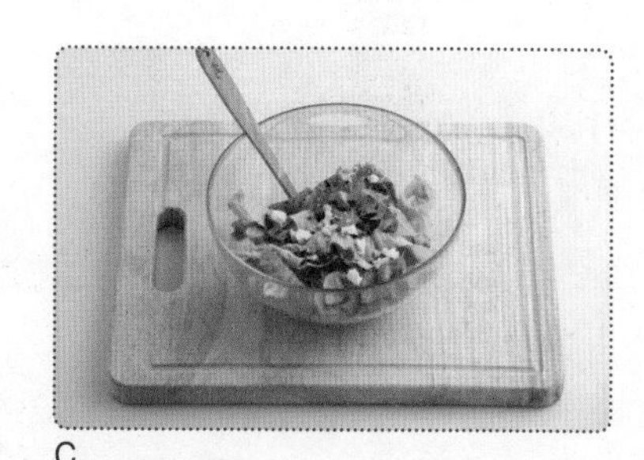
C

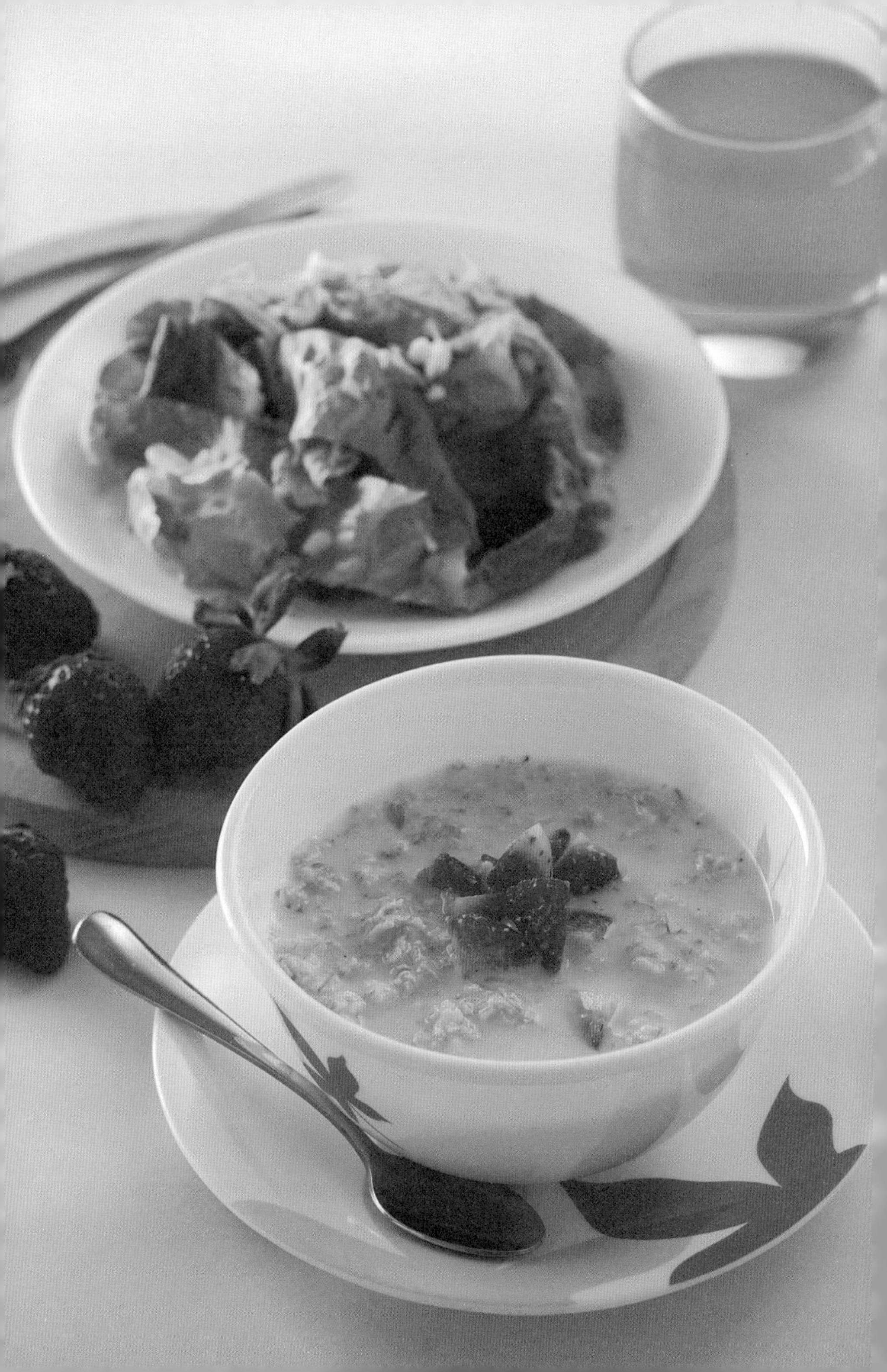

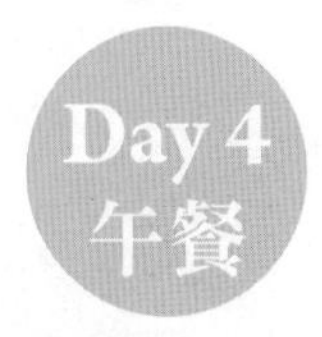

鹽水蝦&苦瓜鑲牛肉

主料：鮮蝦，牛肉，苦瓜

調料：鹽少量

做法：沸水中加入鹽，放入鮮蝦汆熟即可。

牛肉剁成餡調入鹽，苦瓜切段去除苦瓜籽，再將牛肉餡填入其中，放入蒸籠中，大火蒸熟。

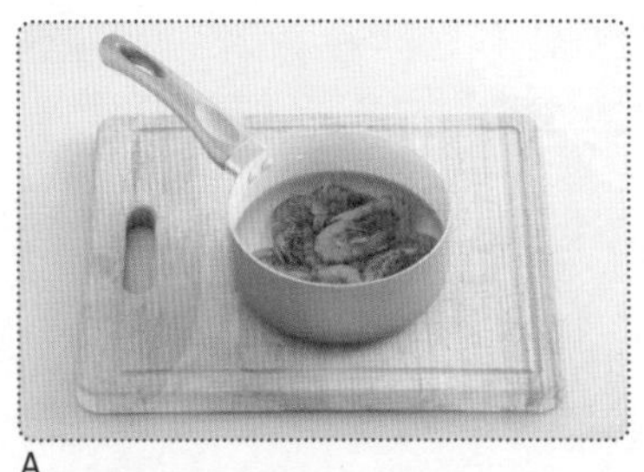

A

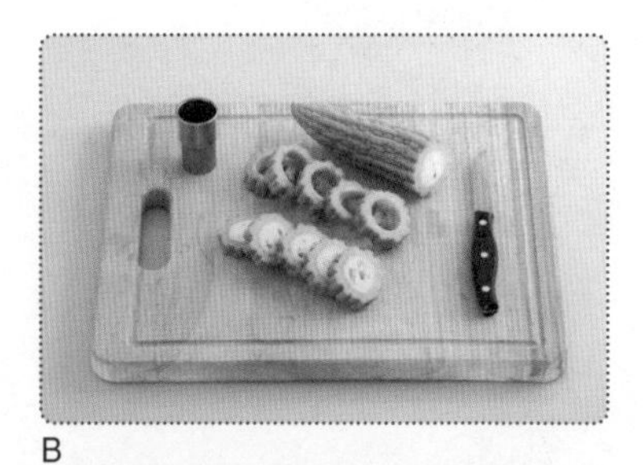

B

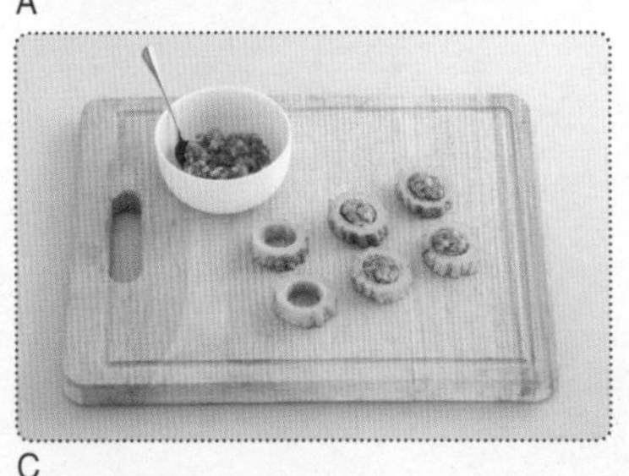

C

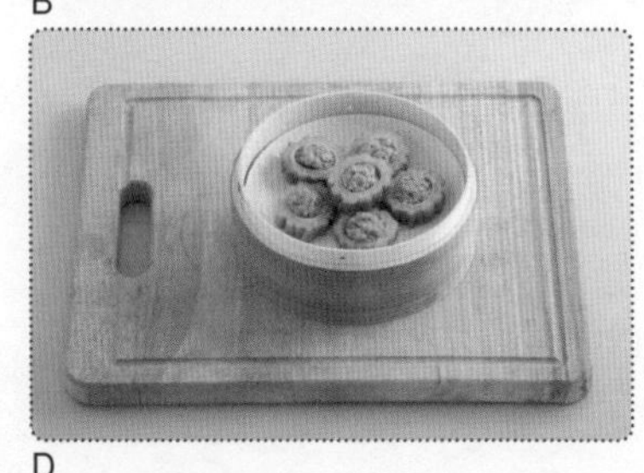

D

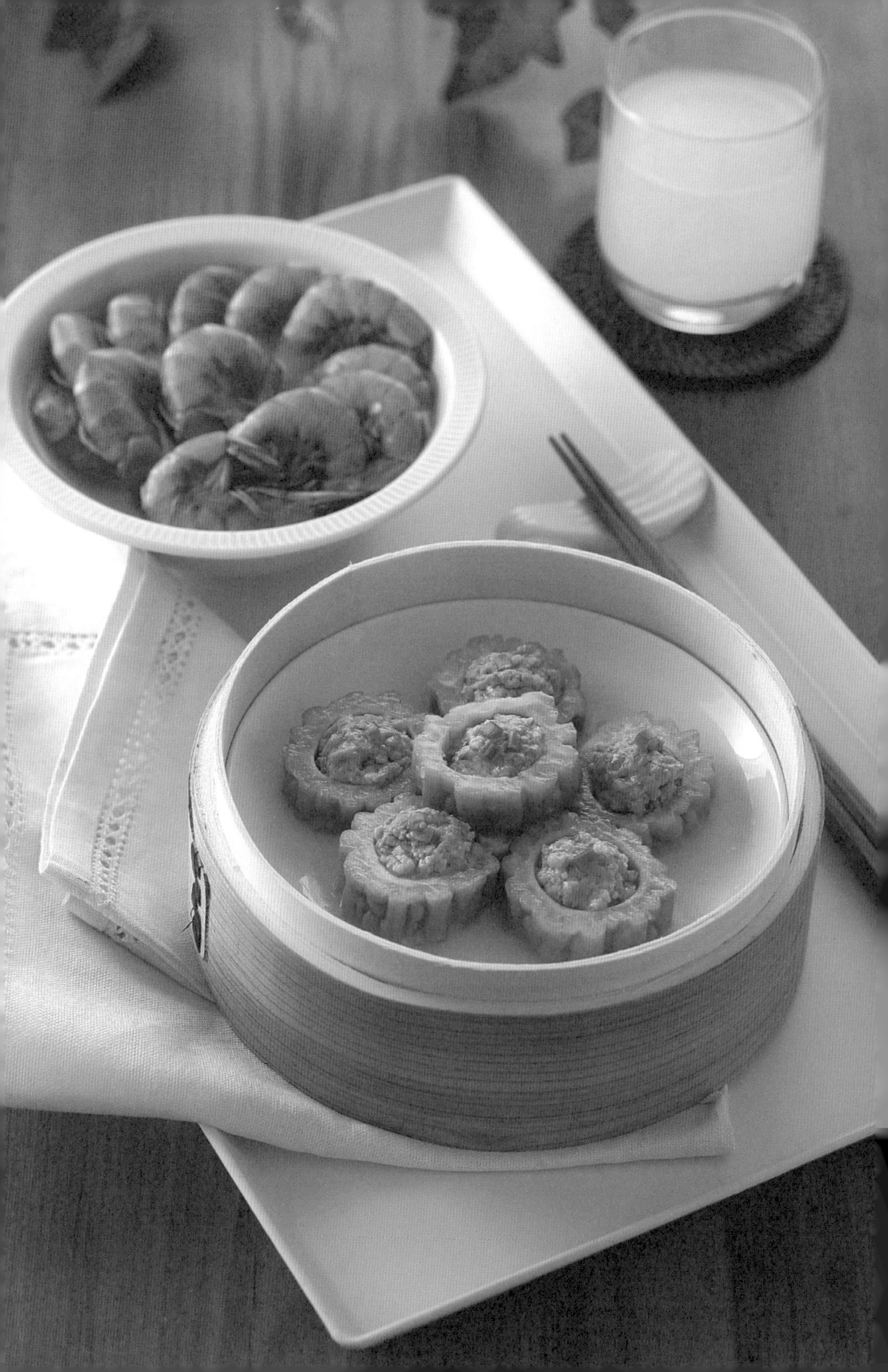

雞湯蒸鱈魚&清炒油麥菜

主料：鱈魚，油麥菜（A菜）

調料：鹽少量，雞湯，薑絲

做法：鱈魚放入蒸籠，加入薑絲和雞湯，大火蒸熟。
油麥菜切段，放入鍋中炒熟，調入鹽即可。

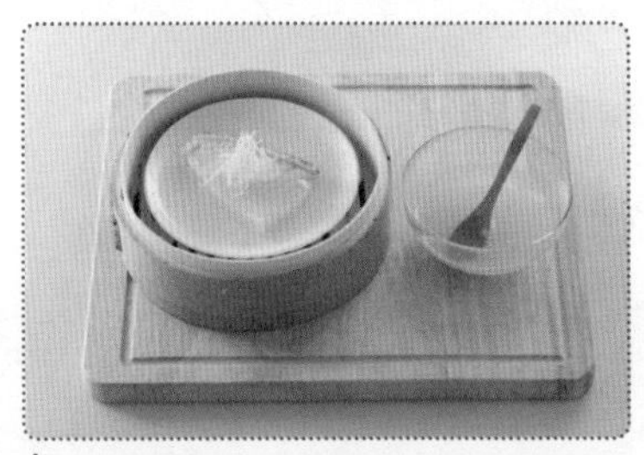

A

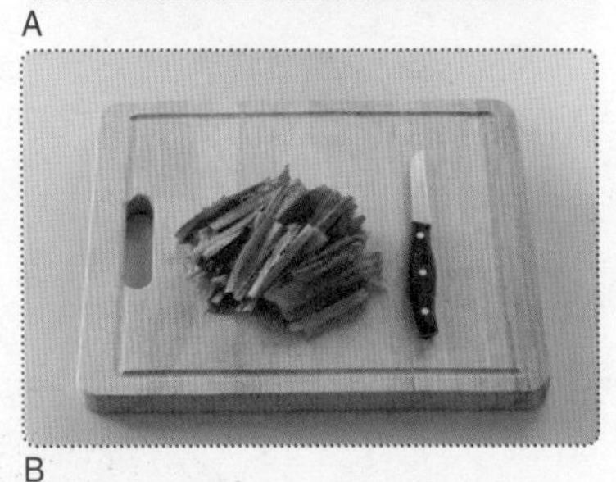

B

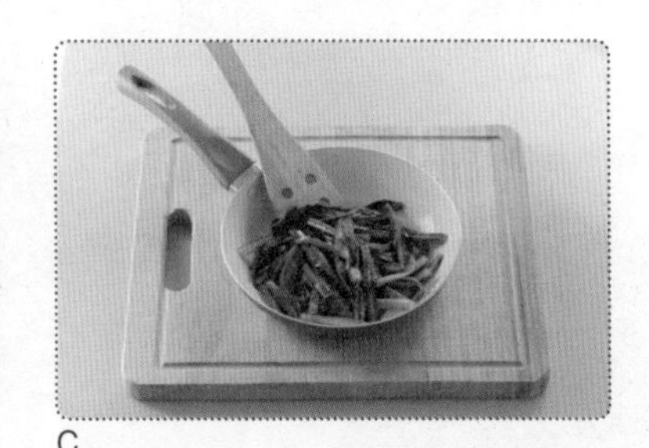

C

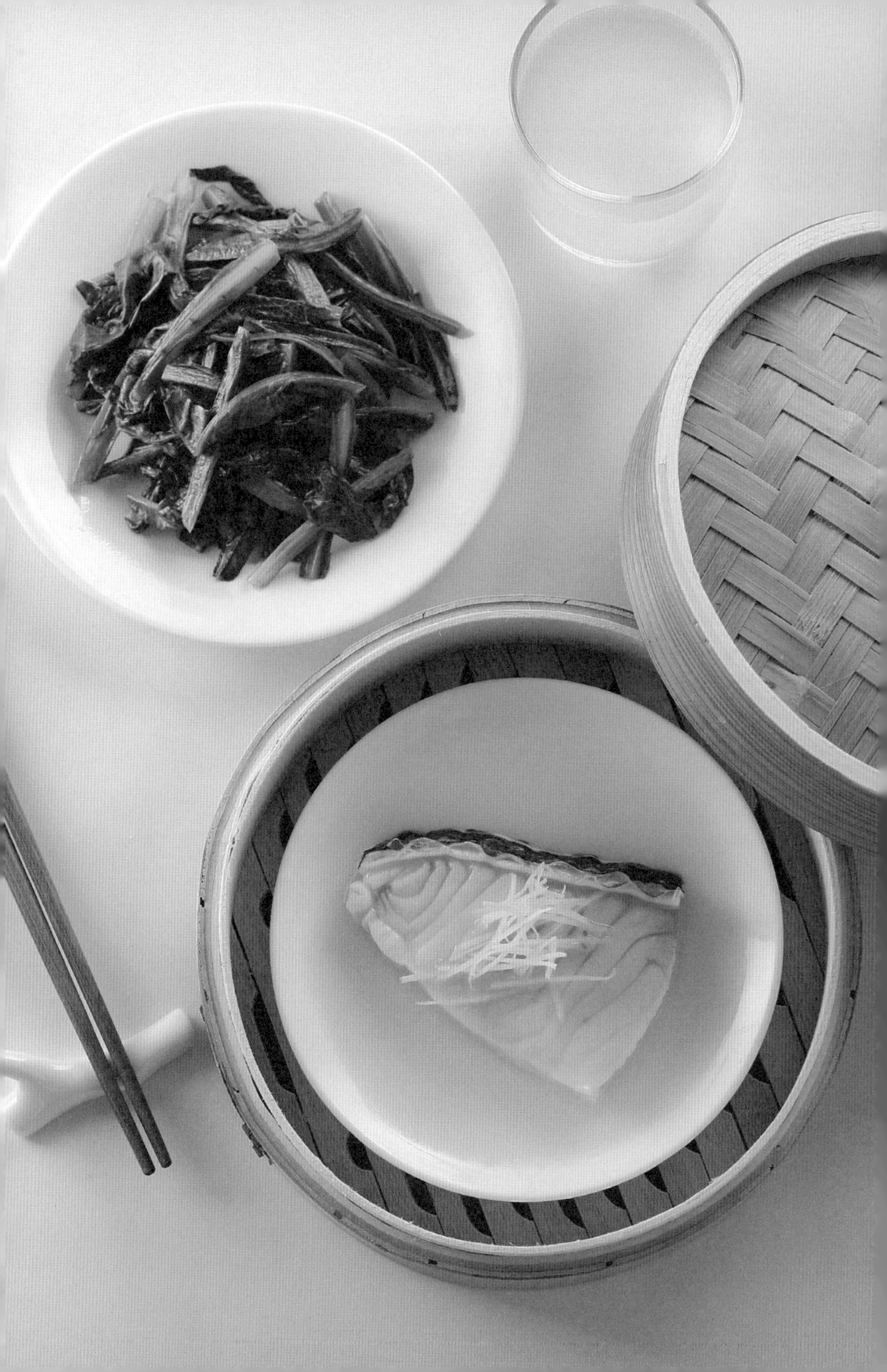

薏仁小米粥&煮雞蛋

主料：薏仁，小米，白煮蛋

做法：薏仁和小米淘洗乾淨，放入鍋中加入足量水，熬煮成粥。

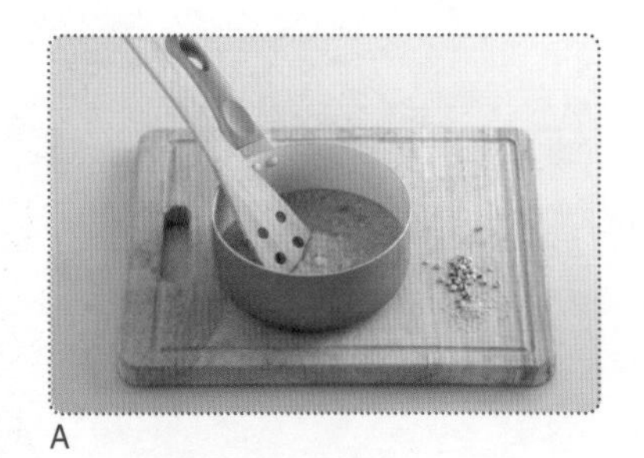
A

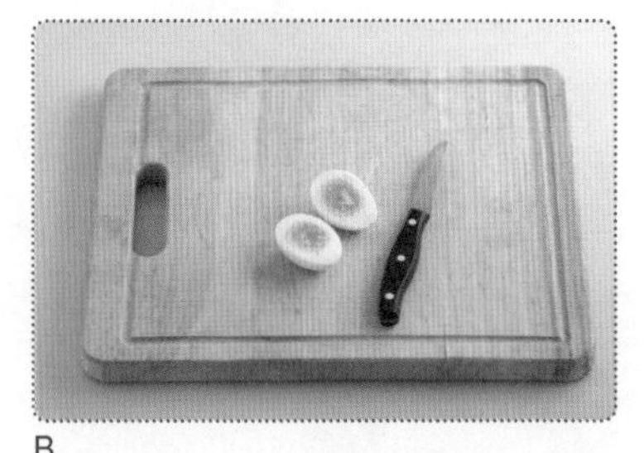
B

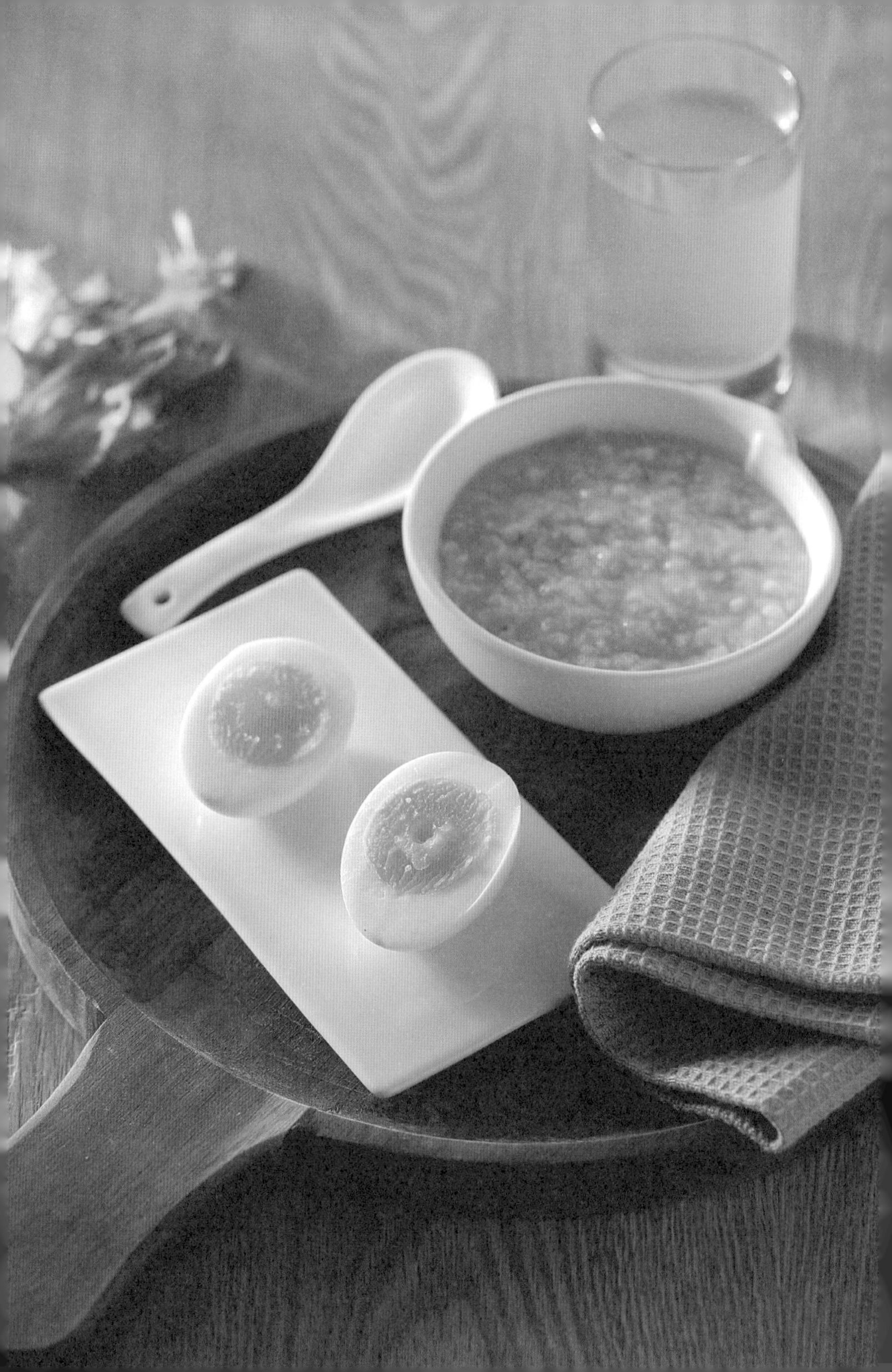

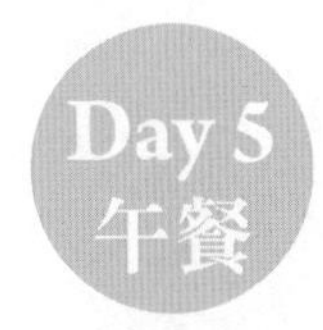

清蒸扇貝&開陽白菜&菜心拌豆乾

主料：扇貝，白菜，海米（蝦米），豆乾，菜心
調料：鹽少量，亞麻籽油，黃酒，雞湯，香菜末
做法：在扇貝中淋入黃酒，再撒入香菜末，放入蒸籠中蒸熟。
雞湯中放入海米，再放入白菜繼續煮透即可。
菜心切碎再用沸水氽燙熟，豆乾切小丁，再拌入亞麻籽油和鹽。

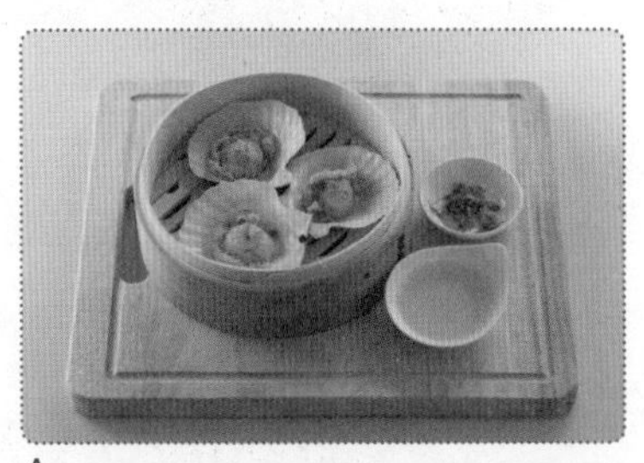

A

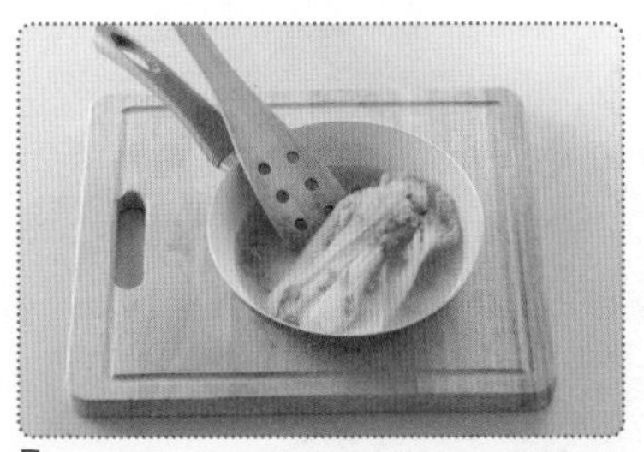

B

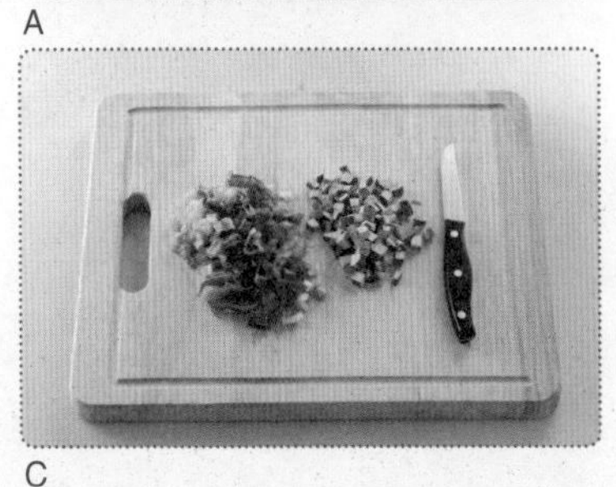

C

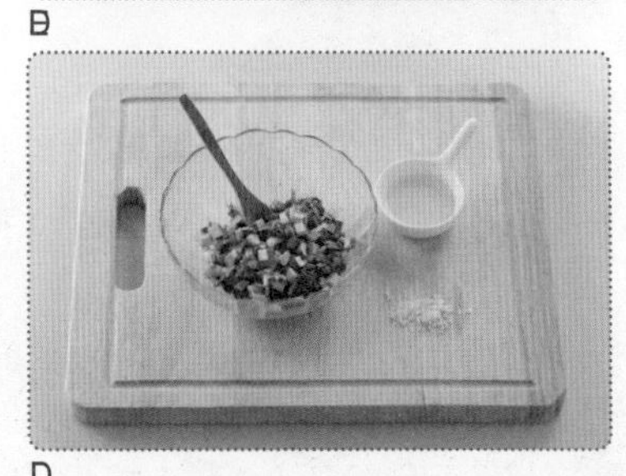

D

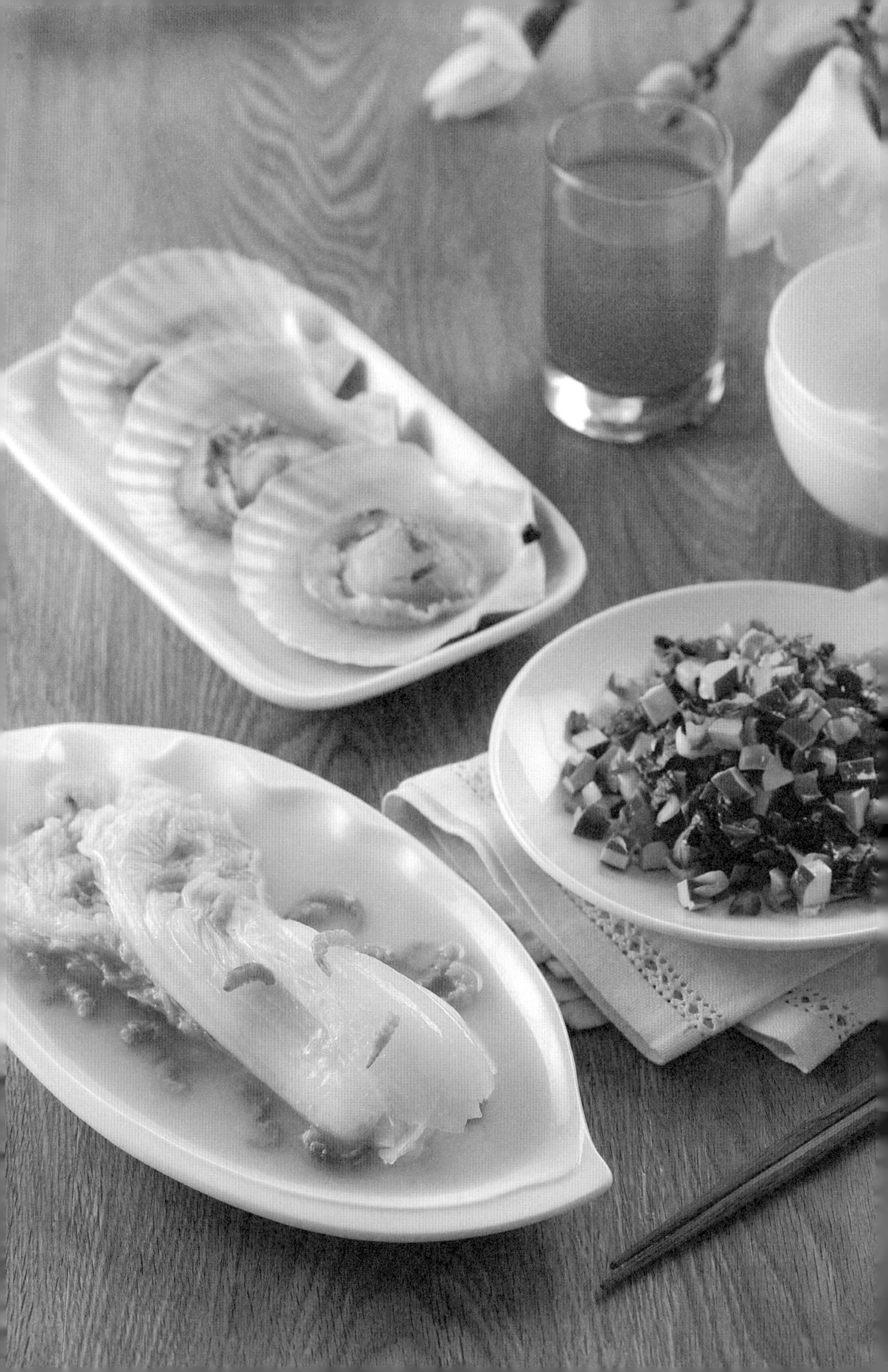

黃酒蒸鱸魚&蟹味蘑豌豆苗湯

主料：鱸魚，豌豆苗，蟹味蘑（鴻喜菇）

調料：鹽少量，黃酒，薑絲

做法：將鱸魚肉切成兩片，放入蒸籠中，淋入黃酒和薑絲，大火蒸透。

豌豆苗和蟹味蘑放入鍋中，加入足量水大火燒沸，再調入鹽即可。

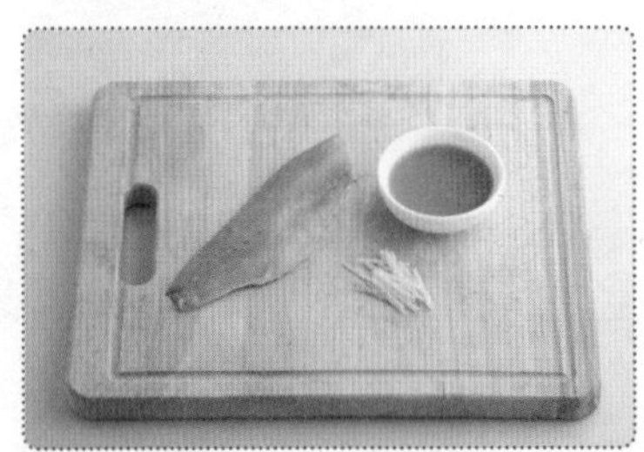

A

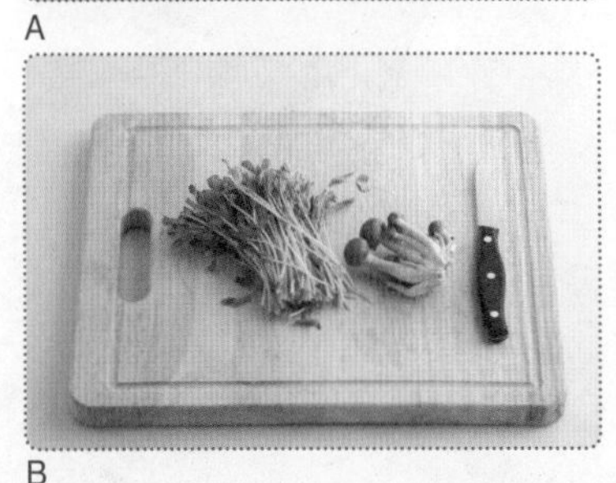

B

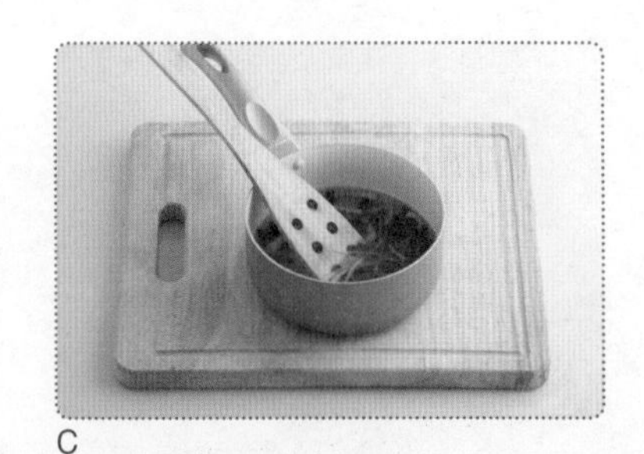

C

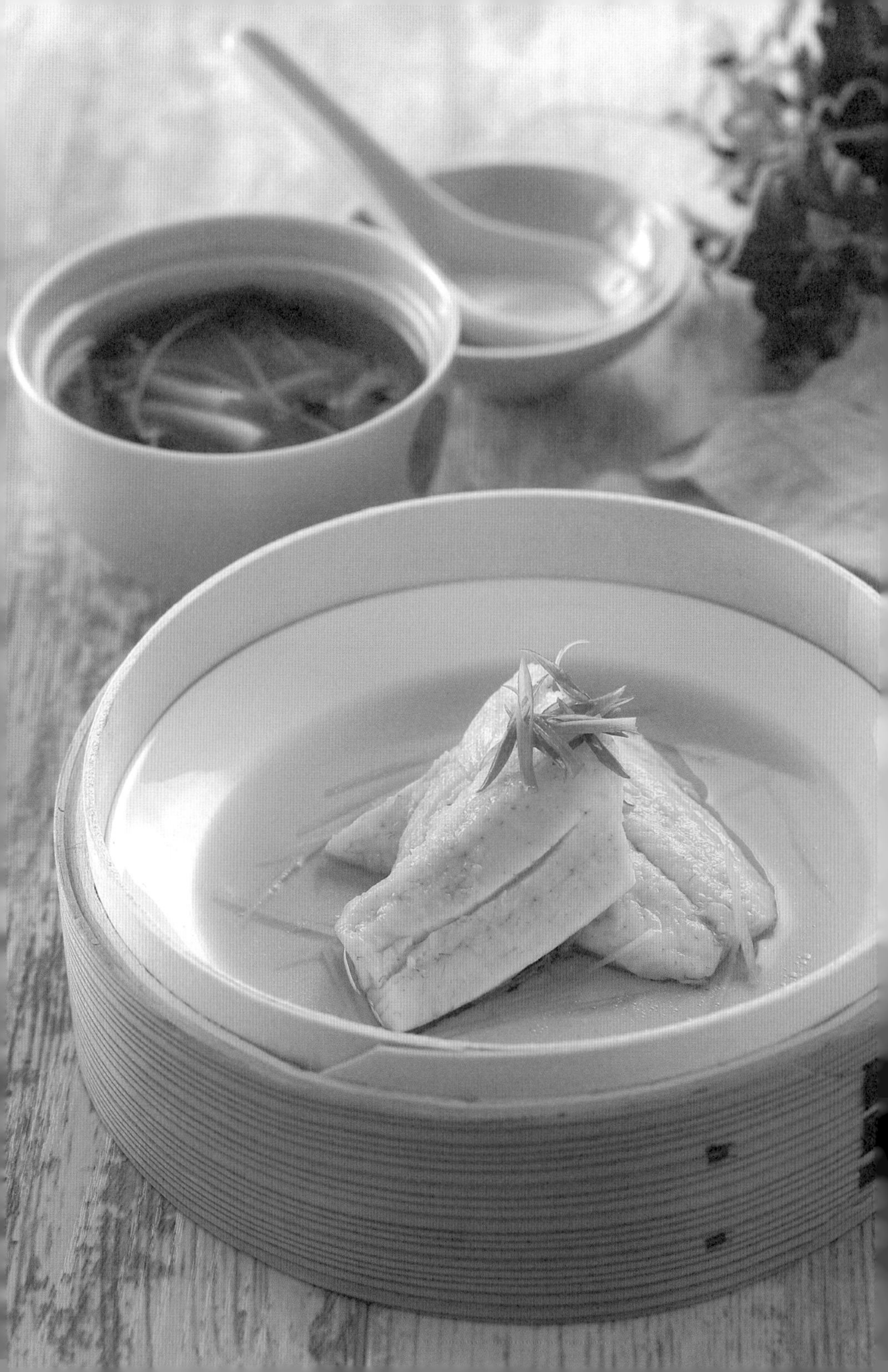

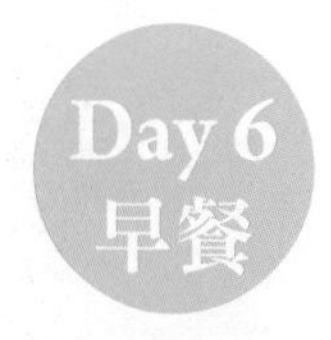

糙米粥&胡蘿蔔生菜沙拉

主料：糙米（100克），胡蘿蔔，生菜葉

調料：亞麻籽油，義大利黑醋，鹽少量

做法：糙米中加入足量水，熬煮成粥。
胡蘿蔔和生菜葉分別切成細絲，再調入鹽、亞麻籽油和義大利黑醋拌勻即可。

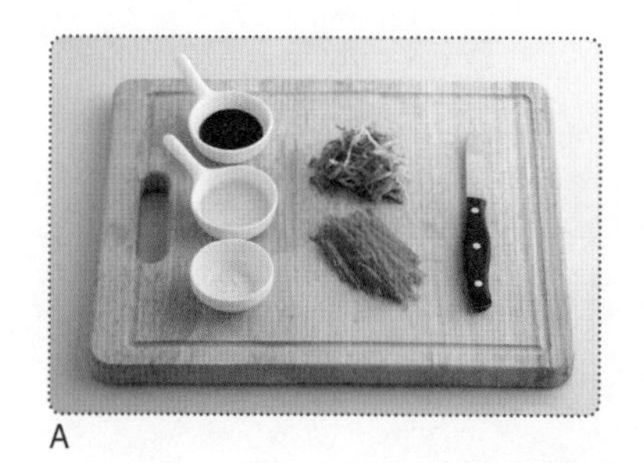

A

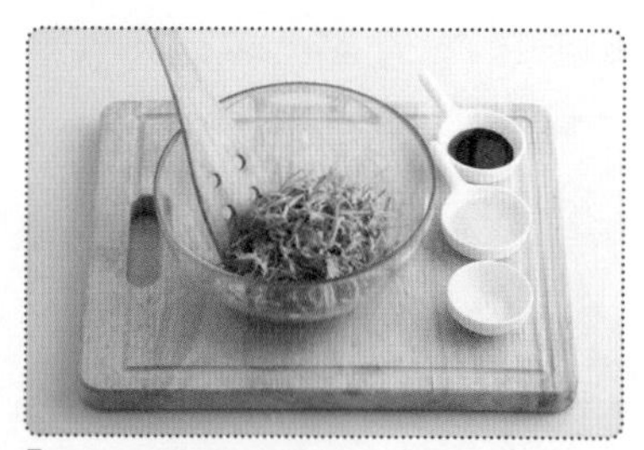

B

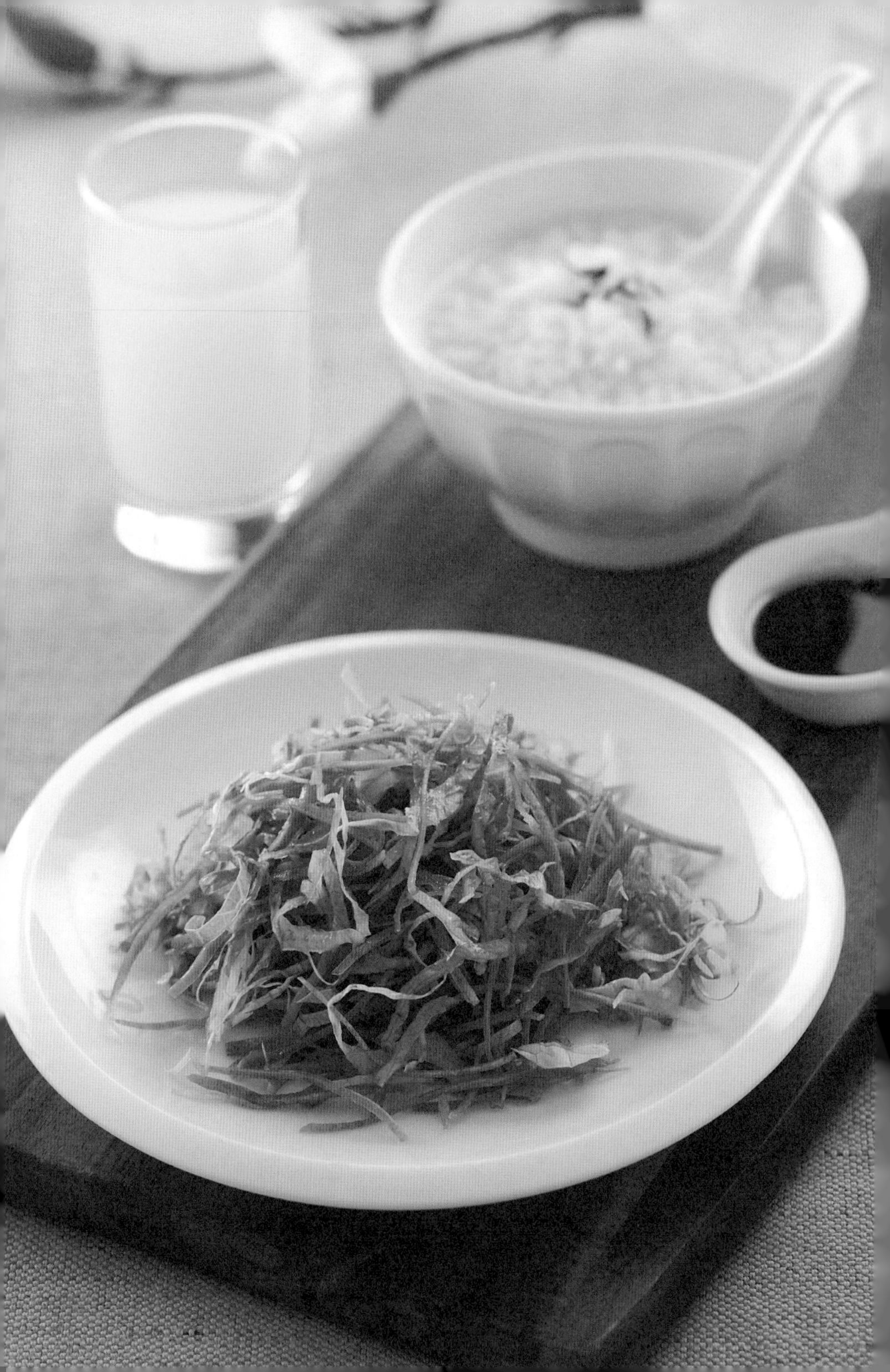

蔥燒海參&雞丁炒粟米&清炒奶白菜

主料：海參，雞胸肉，玉米，紅彩椒，奶白菜

調料：鹽少量，大蔥，黃酒

做法：大蔥切段，放入鍋中煎上色，再放入海參和黃酒燒透。

雞胸肉切丁，紅彩椒切丁，先將雞丁滑熟，再放入紅彩椒和玉米，調入鹽翻炒均勻。

奶白菜切成小塊，放入鍋中炒熟，用鹽調味即可。

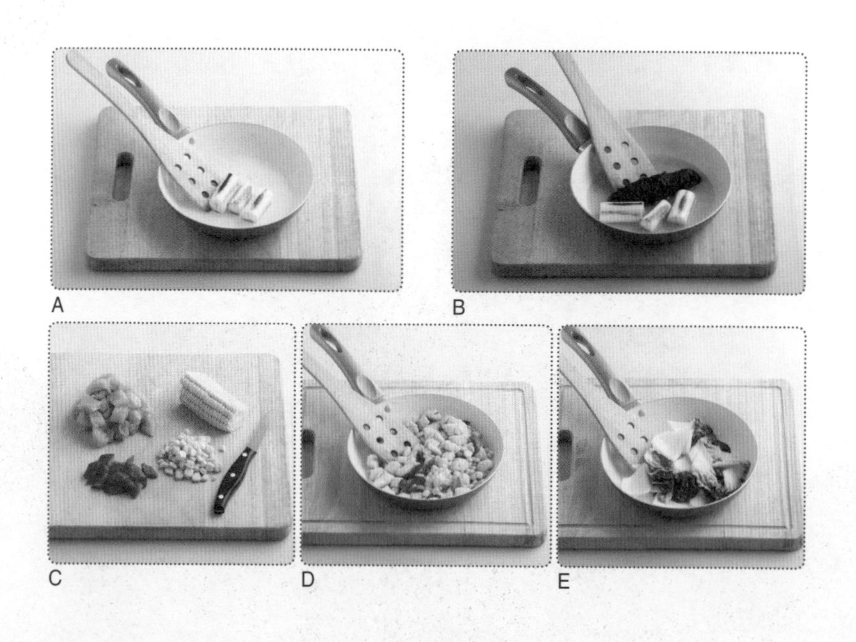

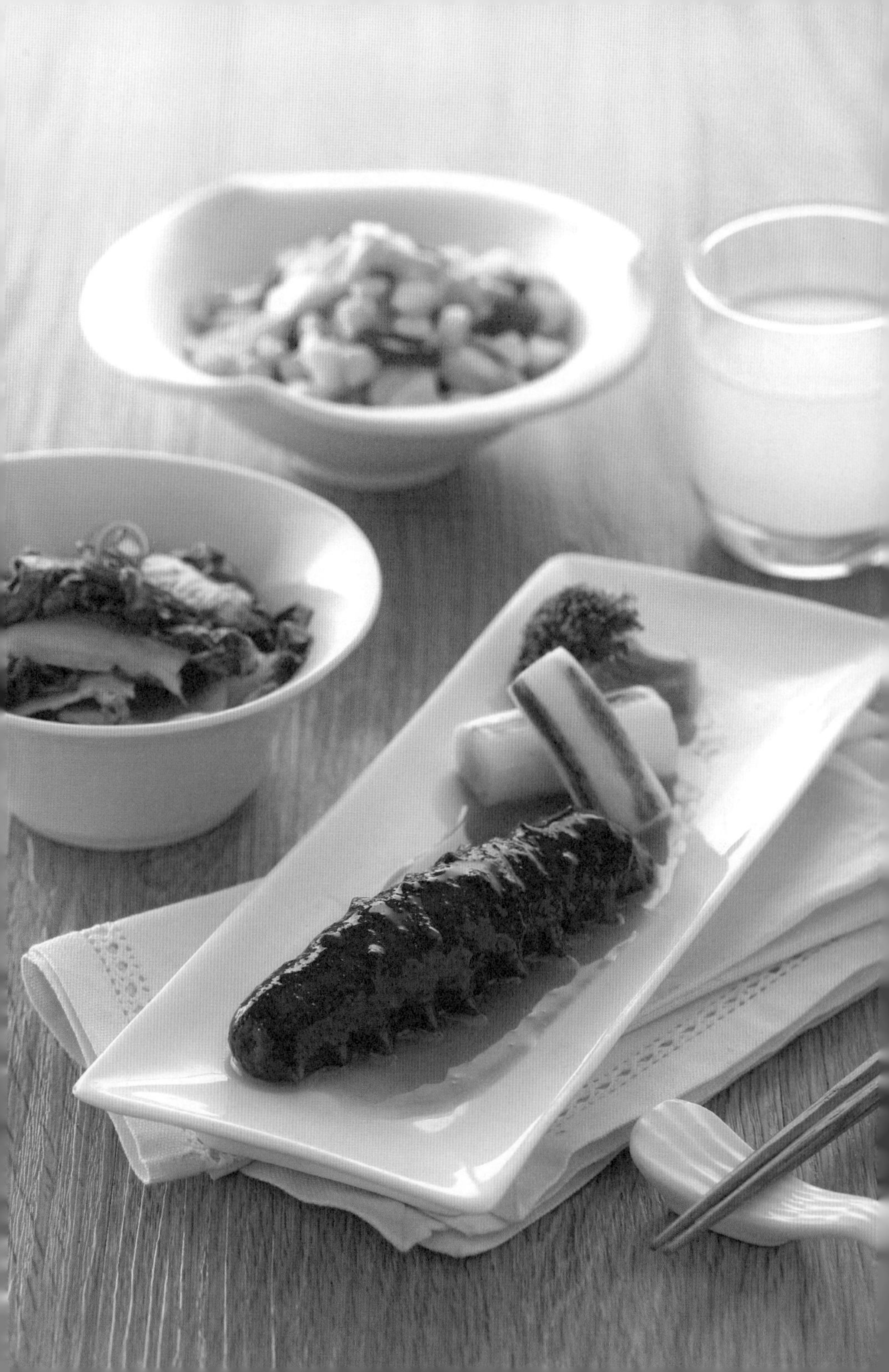

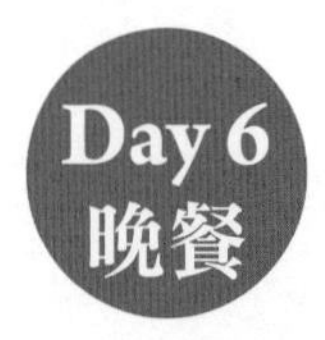

尖椒炒豆皮&番茄菜花

主料：豆腐皮，尖椒（青椒），番茄，菜花（花菜）

調料：鹽少量，大蔥，番茄醬

做法：豆腐皮和尖椒分別切成菱形片，隨後放入鍋中翻炒片刻，用鹽調味即可。

菜花切成小朵，番茄切丁，大蔥切片，鍋中炒香大蔥，隨後放入番茄和番茄醬，最後加入菜花，再用少許水燒透即可。

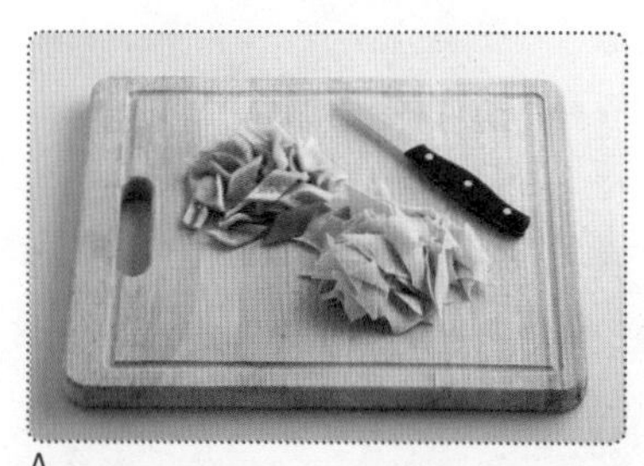
A

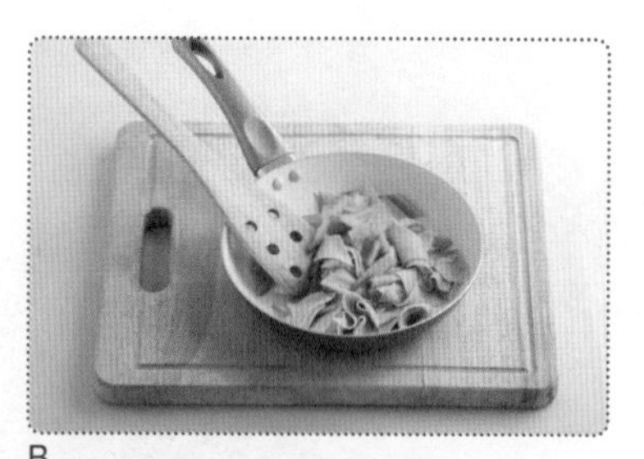
B

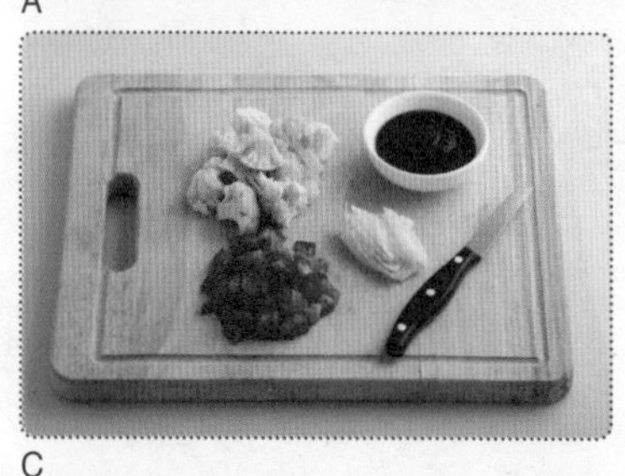
C

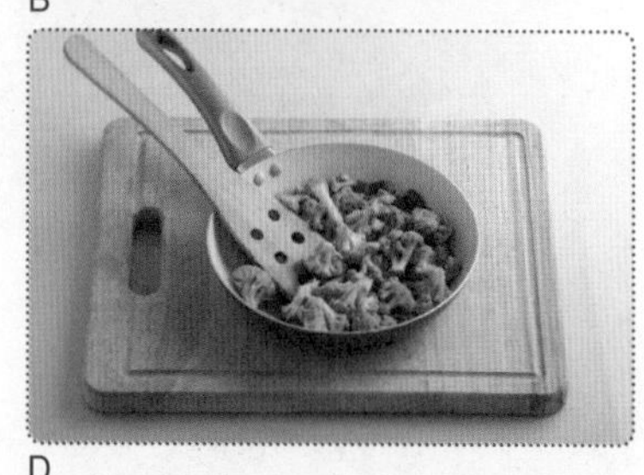
D

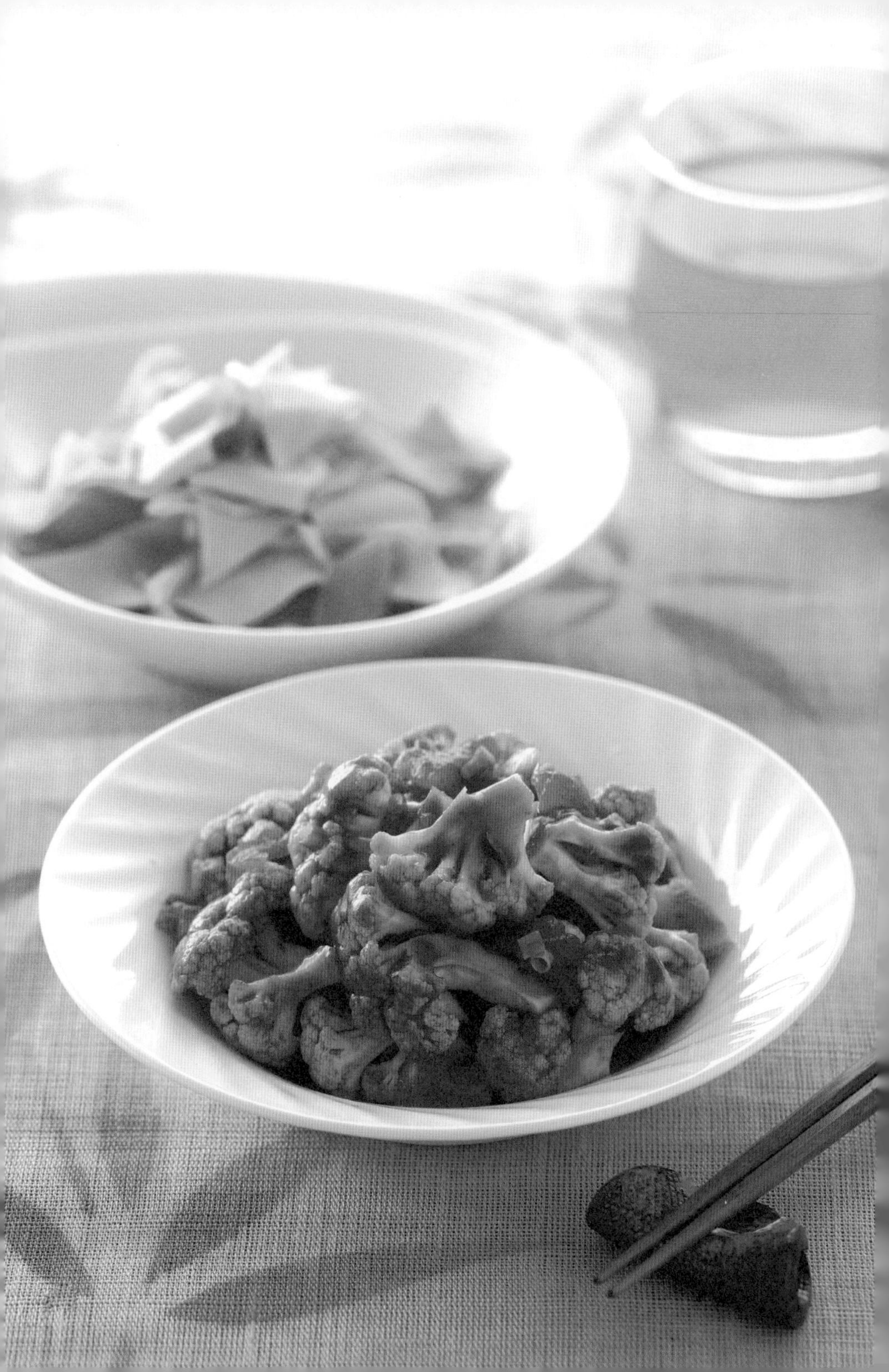

糙米粥&芝麻菜沙拉

主料：糙米（100克），芝麻菜（箭生菜、德國芥藍），白煮蛋，洋蔥

調料：亞麻籽油，義大利黑醋，鹽少量

做法：糙米中加入足量水，熬煮成粥。
洋蔥和白煮蛋分別切碎，再加入芝麻菜中，隨後調入鹽、亞麻籽油和義大利黑醋拌勻。

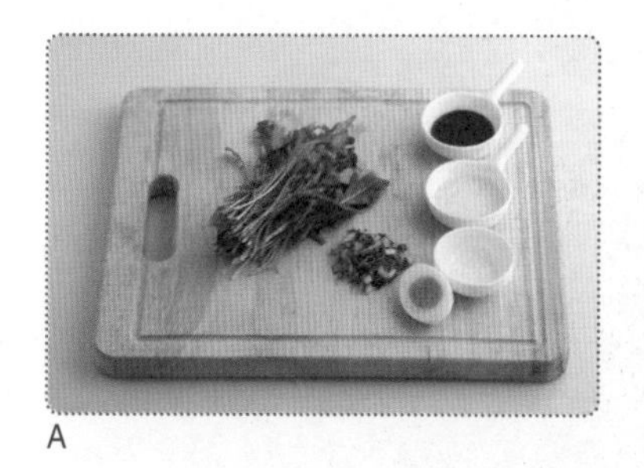
A

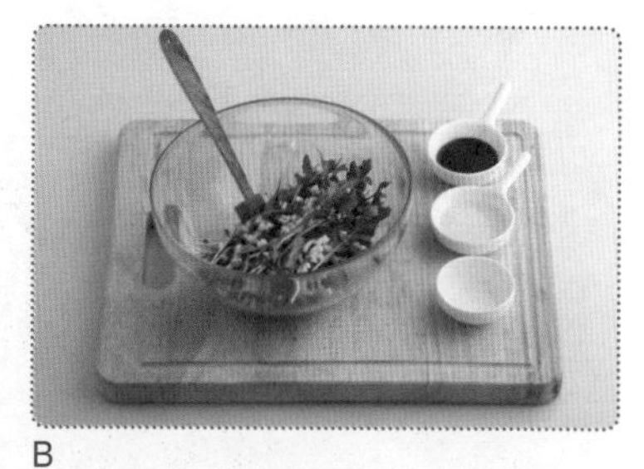
B

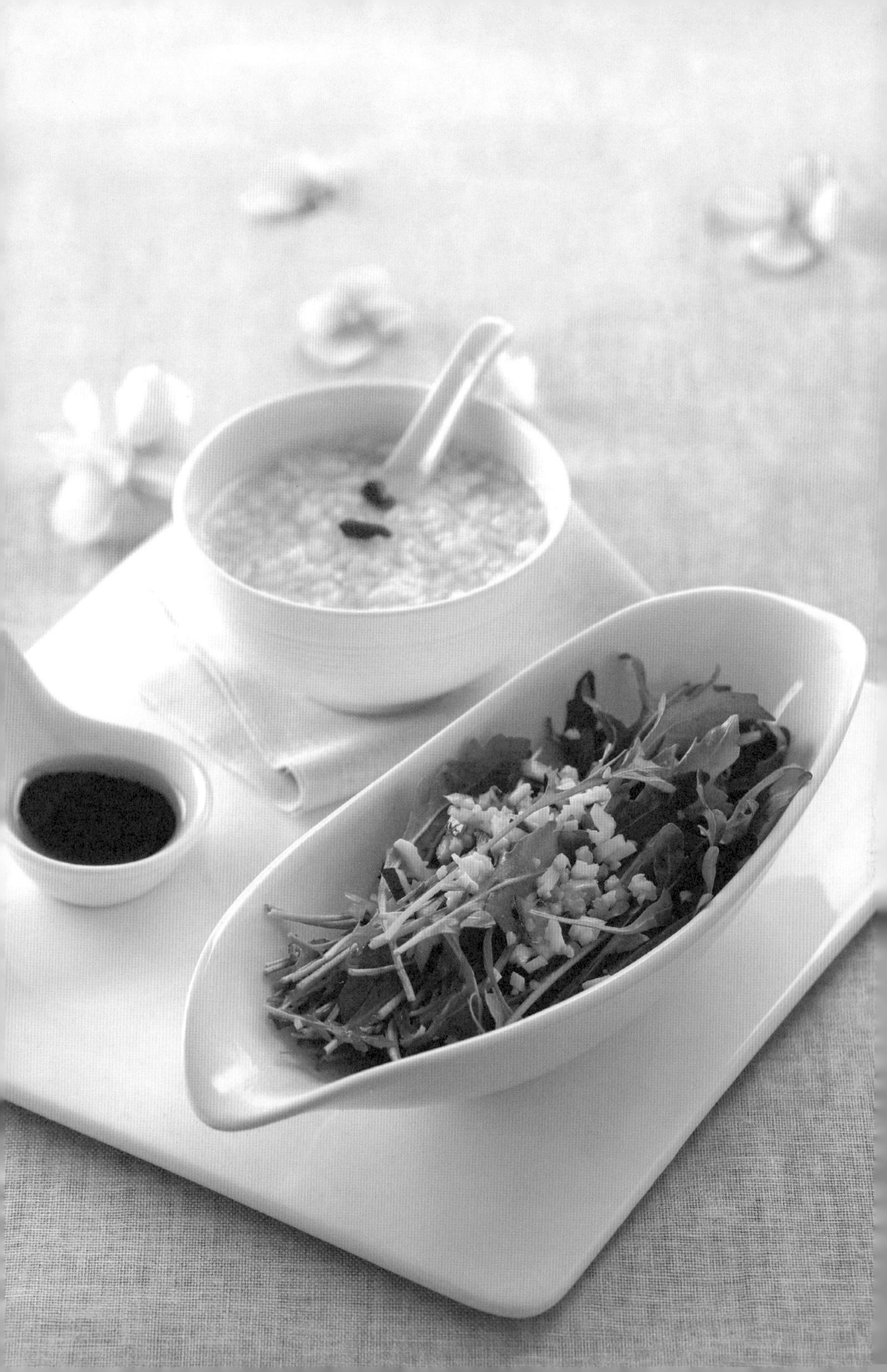

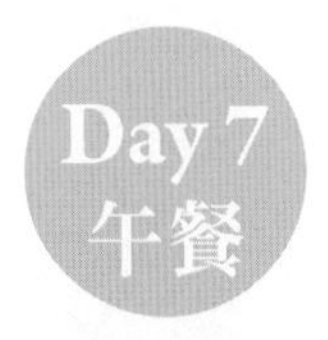

雪菜魚丸湯&花椒藕片&蒜蓉蓋菜

主料：雪菜，魚丸，雞蛋，藕，紅彩椒，蓋菜（芥菜、長年菜）

調料：鹽少量，大蔥絲，花椒，蒜蓉

做法：藕削去外皮切丁，紅彩椒切丁，鍋中爆香大蔥和花椒，隨後放入藕丁翻炒，再放入紅彩椒丁和鹽拌炒均勻。

鍋中放入雪菜和大蔥，再加入足量水，大火燒沸後放入魚丸，加入雞蛋打出蛋花即可。

鍋中炒香蒜，再放入蓋菜塊，用鹽調味。

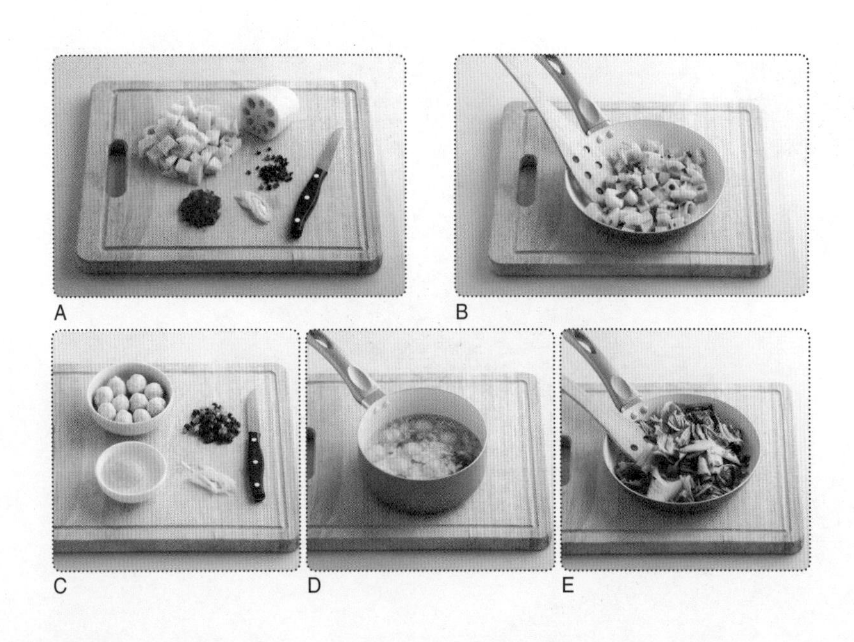

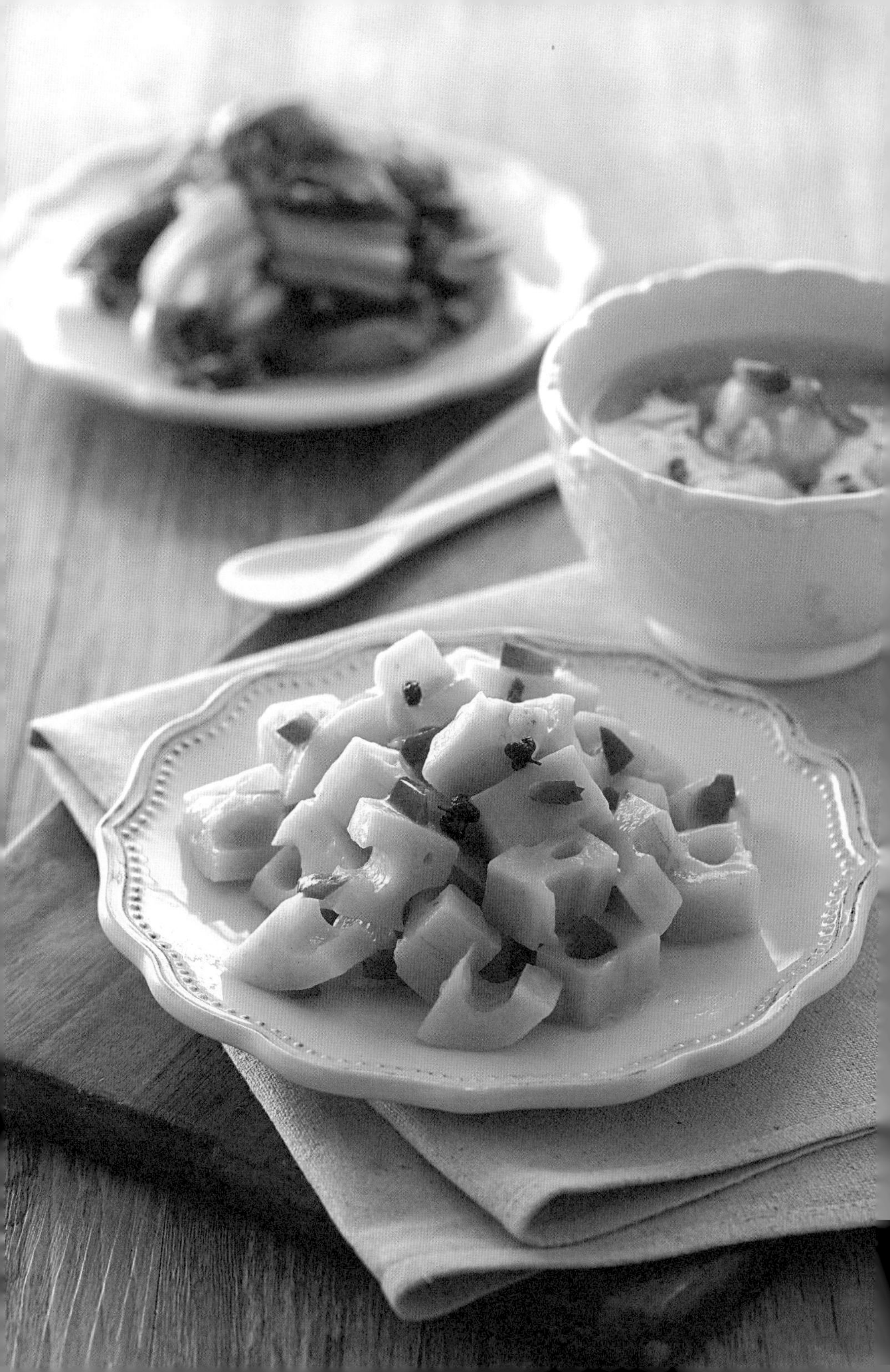

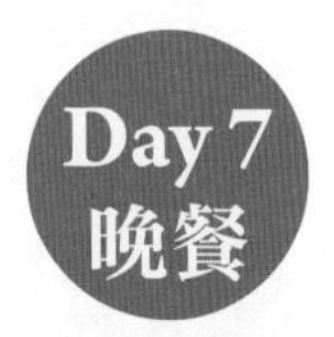

海米燒冬瓜&雞蛋炒紅菜苔

主料：冬瓜，海米（蝦米），大蔥，雞蛋，紅菜苔

調料：鹽少量

做法：冬瓜去皮切塊，鍋中炒香海米和大蔥，再放入冬瓜和適量水，大火燒透即可。

雞蛋磕入碗中攪打成蛋液，紅菜苔切斜段，鍋中煸香大蔥，隨後打入雞蛋炒成蛋碎，再放入紅菜苔，調入鹽。

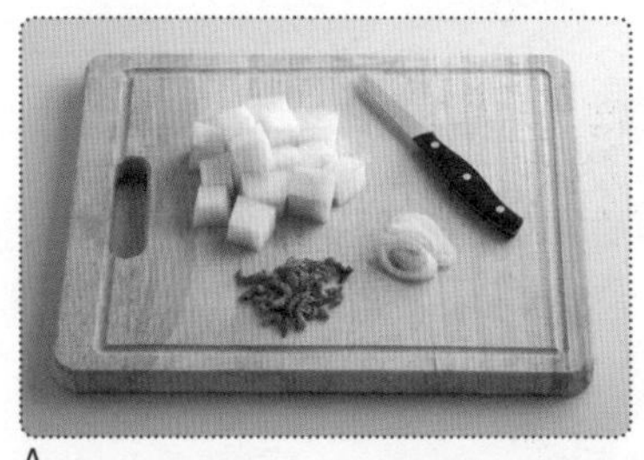

A

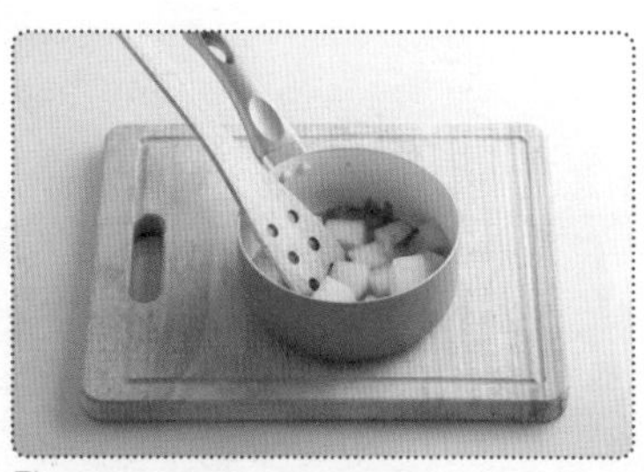

B

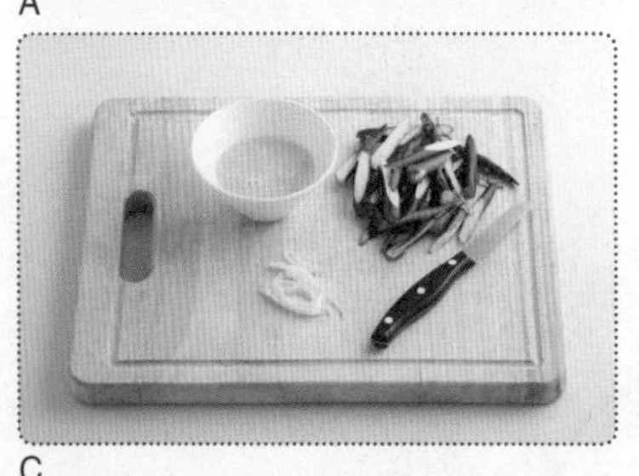

C

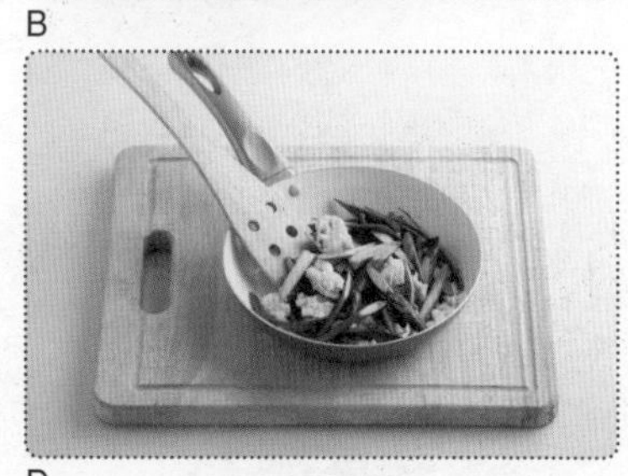

D

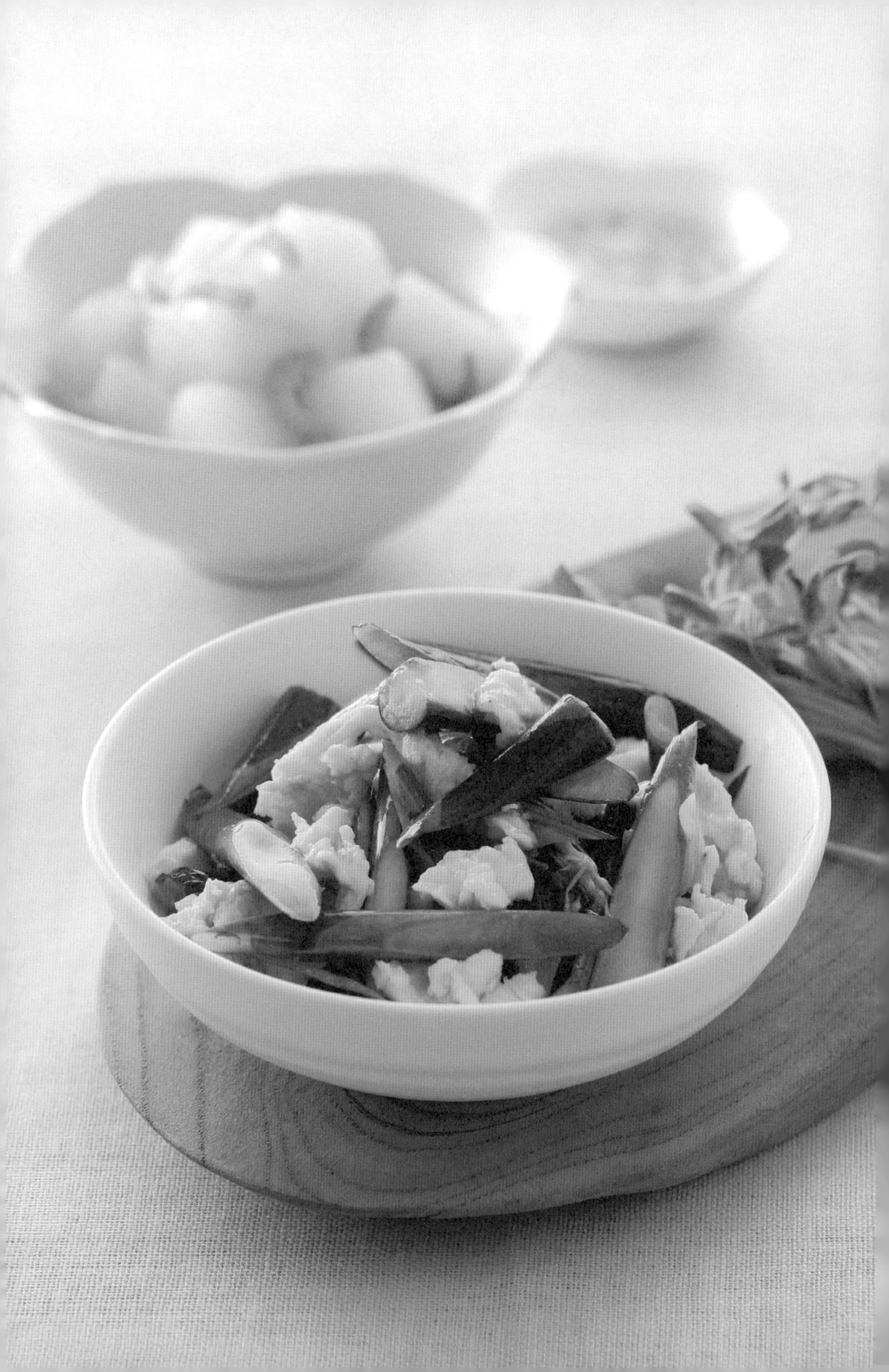

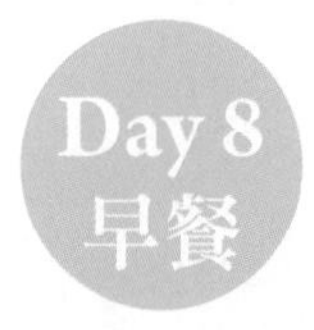

果仁拌菠菜&櫻桃番茄黃瓜沙拉

主料：菠菜，大杏仁，黃瓜，洋蔥，小番茄

調料：亞麻籽油，義大利黑醋，鹽少量

做法：菠菜去根，用沸水汆燙熟，大杏仁切碎，再調入鹽和亞麻籽油拌勻。

黃瓜和洋蔥切小丁，小番茄切成四瓣，再調入鹽、亞麻籽油和義大利黑醋拌勻。

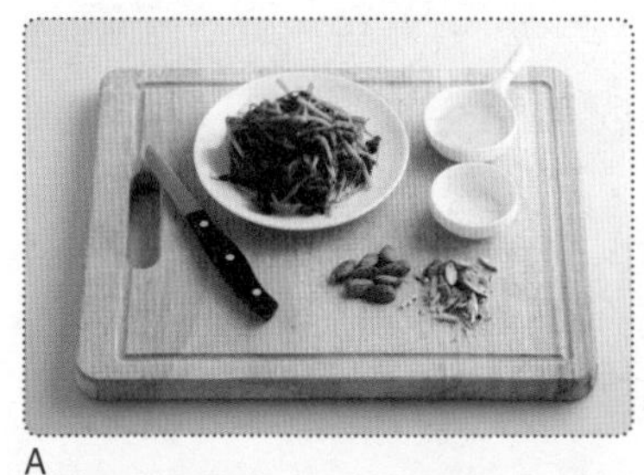
A

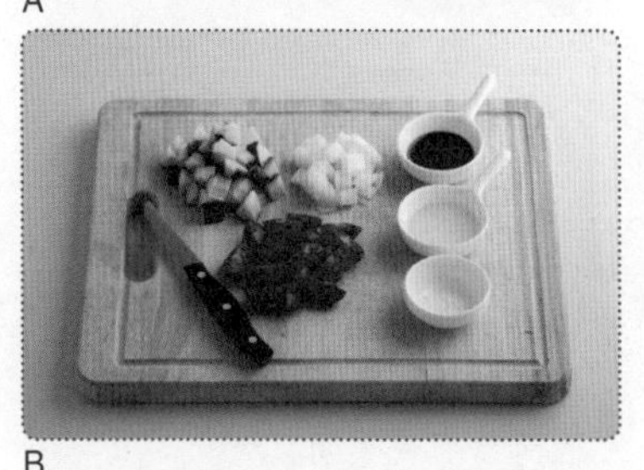
B

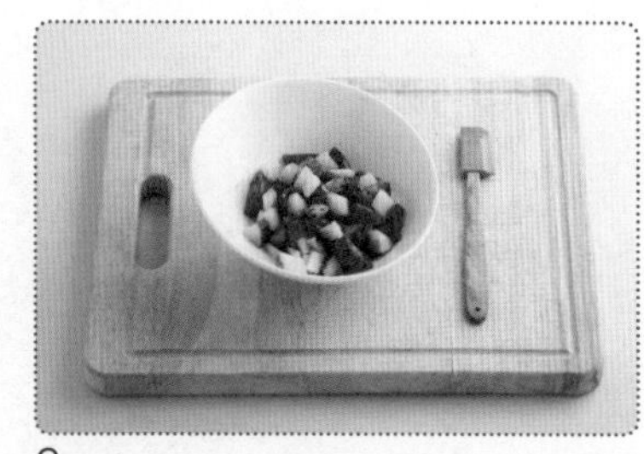
C

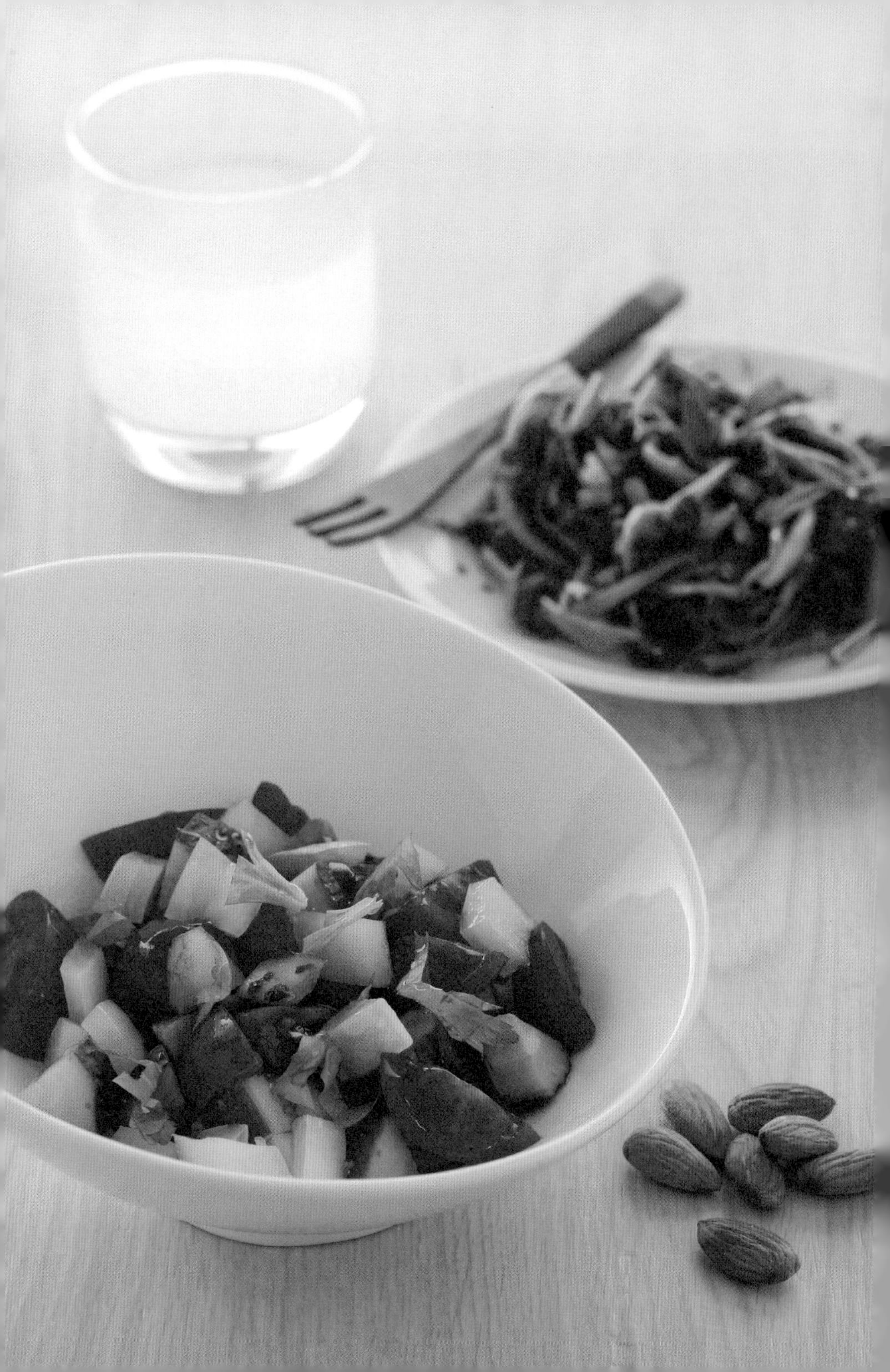

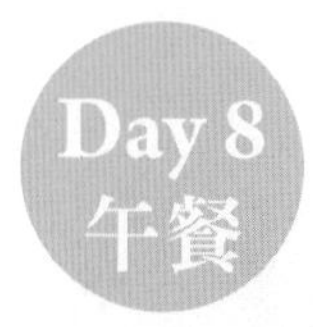

Day 8 午餐

牛肉清燉馬鈴薯&西芹炒百合&清炒蘆筍

主料：牛肉，馬鈴薯，胡蘿蔔，西芹，百合，紅彩椒，蘆筍

調料：鹽少量，八角，桂皮，花椒

做法：西芹和紅彩椒切成菱形片，一同放入鍋中翻炒，隨後放入百合，再調入鹽拌炒均勻。

牛肉切塊，胡蘿蔔和馬鈴薯削去外皮，切滾刀塊，鍋中放入足量水，放入牛肉、八角、桂皮和花椒，大火燒沸撇去浮沫，轉小火燉煮60分鐘，再放入胡蘿蔔和馬鈴薯煮熟，最後調入鹽。

蘆筍切去根部，削去下端外皮，放入鍋中翻炒，用鹽調味。

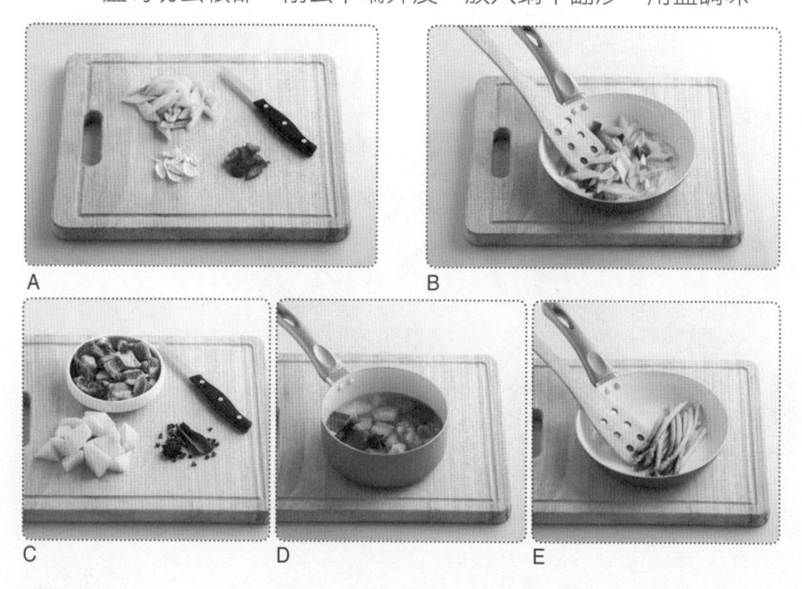

A B C D E

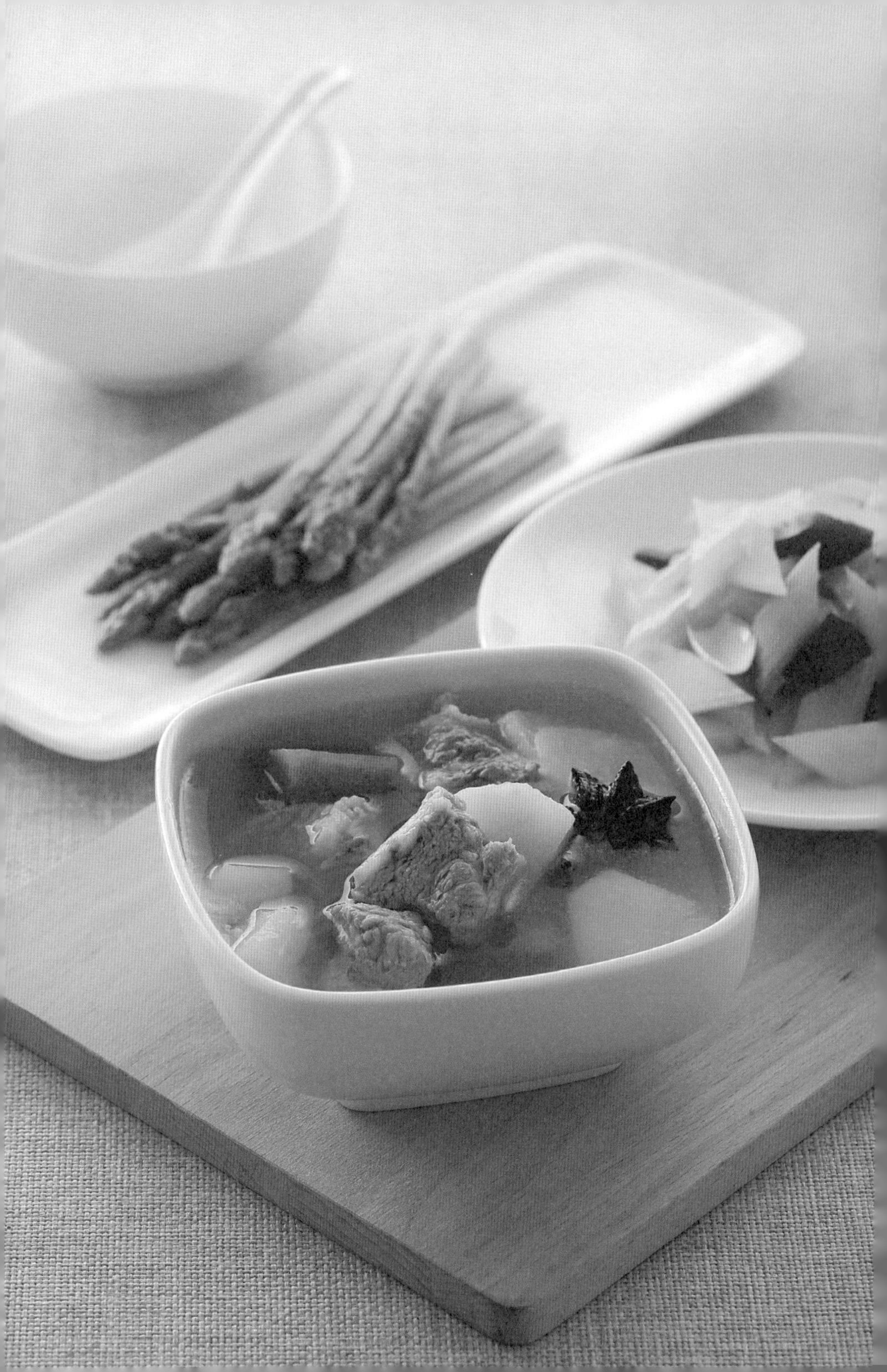

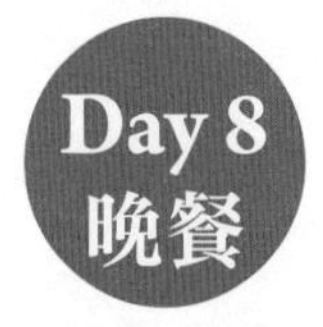

鹽焗鱈魚&蒜蓉絲瓜尖

主料：鱈魚，絲瓜尖

調料：鹽少量，蒜蓉

做法：在鱈魚上調入鹽醃漬入味，再放入鍋中兩面煎上色。
蒜蓉放入鍋中爆香，放入絲瓜尖翻炒，最後調入鹽。

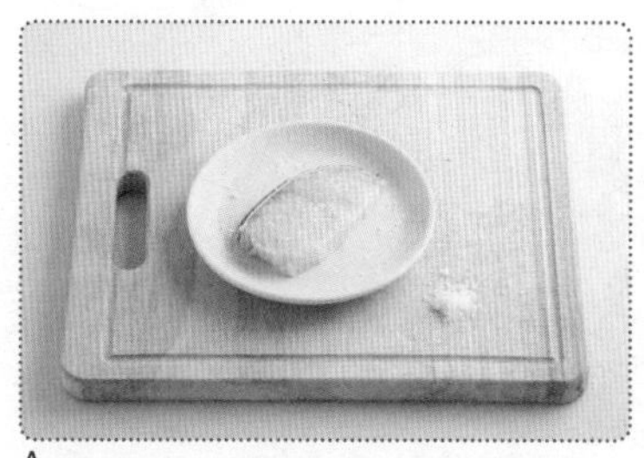
A

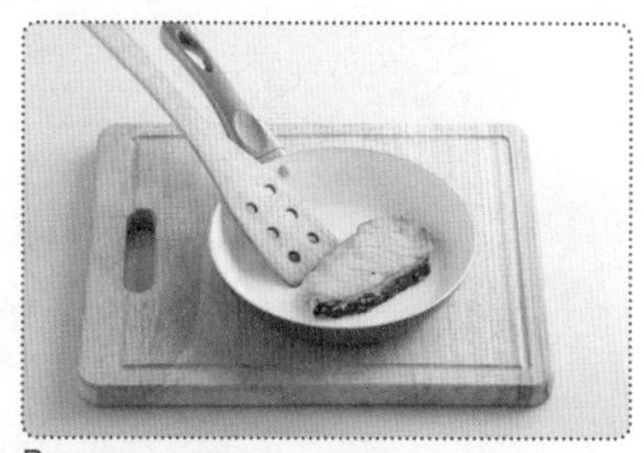
B

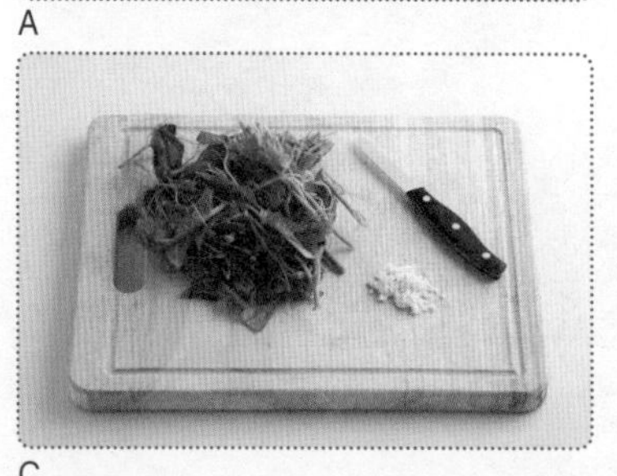
C

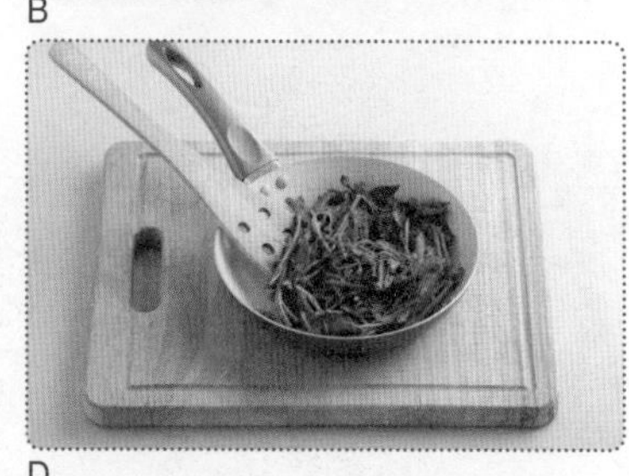
D

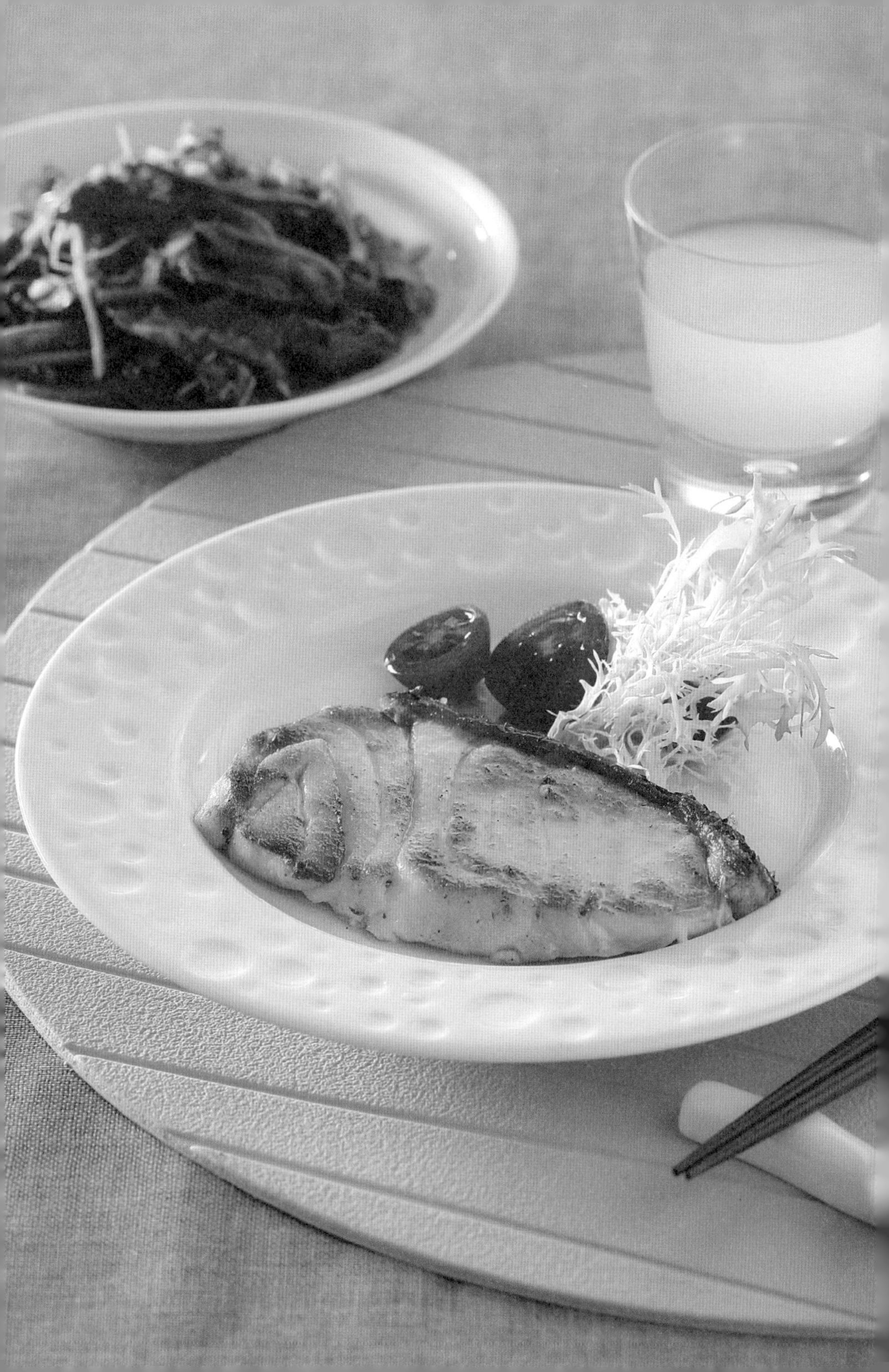

南瓜小米粥&混合生菜沙拉

主料：南瓜，小米，混合生菜，洋蔥

調料：亞麻籽油，義大利黑醋，鹽少量

做法：南瓜削去皮切成小丁，鍋中放入足量水加入小米和南瓜，大火燒沸後轉小火熬煮30分鐘即可。

混合生菜撕成小片，放入洋蔥碎，再調入鹽、亞麻籽油和義大利黑醋拌勻。

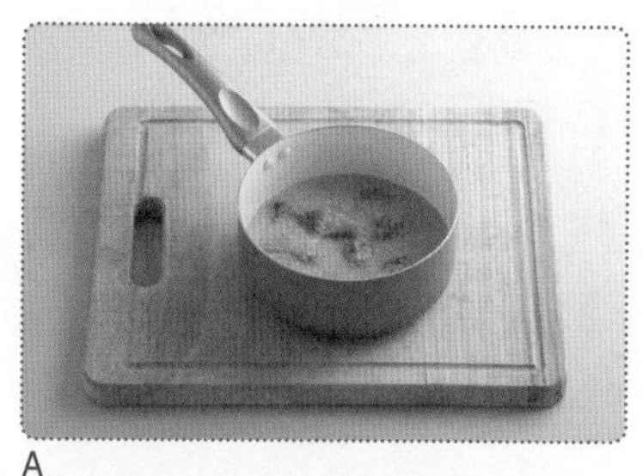
A

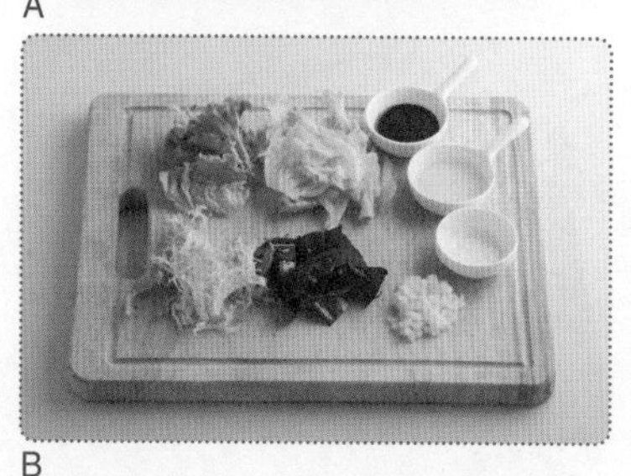
B

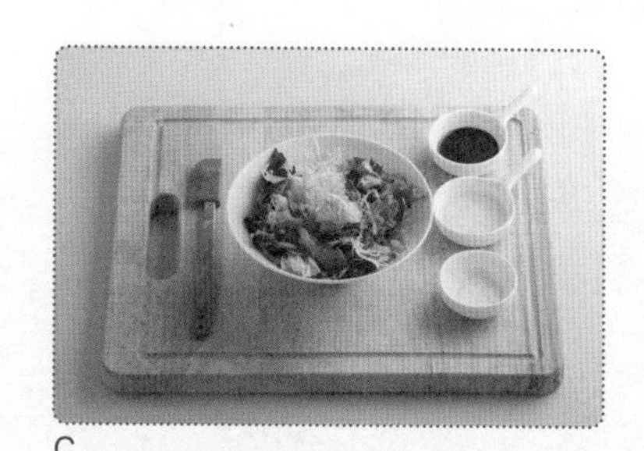
C

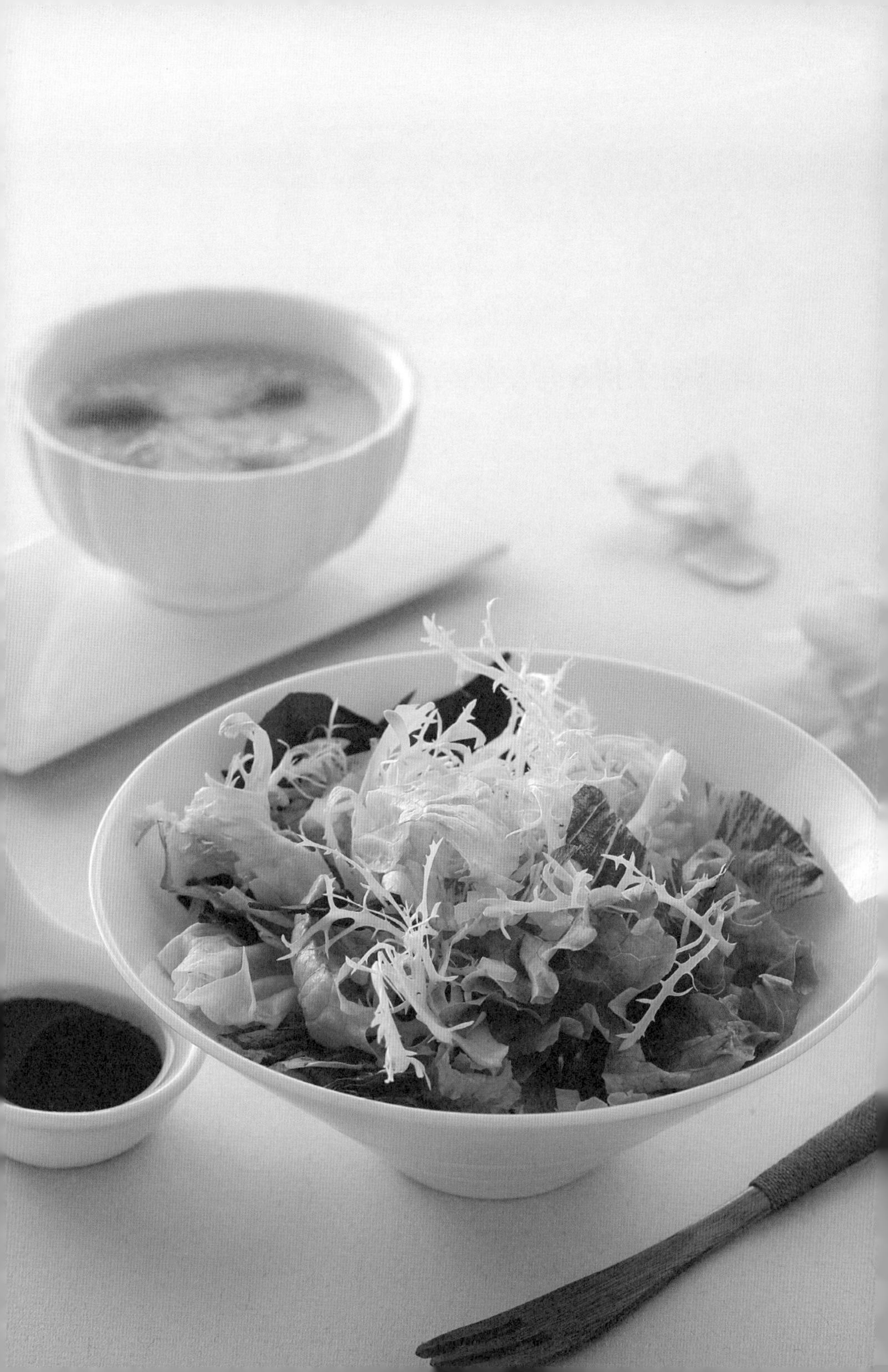

香草烤羊排&香草扒時蔬&番茄蔬菜冷湯

主料：羊排，西葫蘆（櫛瓜），茄子，黃瓜，番茄，洋蔥，紅彩椒，芹菜

調料：鹽少量，亞麻籽油，迷迭香

做法：羊排中調入迷迭香和鹽，隨後兩面煎上色。
茄子和西葫蘆切斜片，調入迷迭香和鹽，再雙面扒上色。
黃瓜、番茄、洋蔥、紅彩椒分別切塊，同芹菜一起放入攪拌機中，加入鹽和亞麻籽油混合攪打成番茄冷湯。

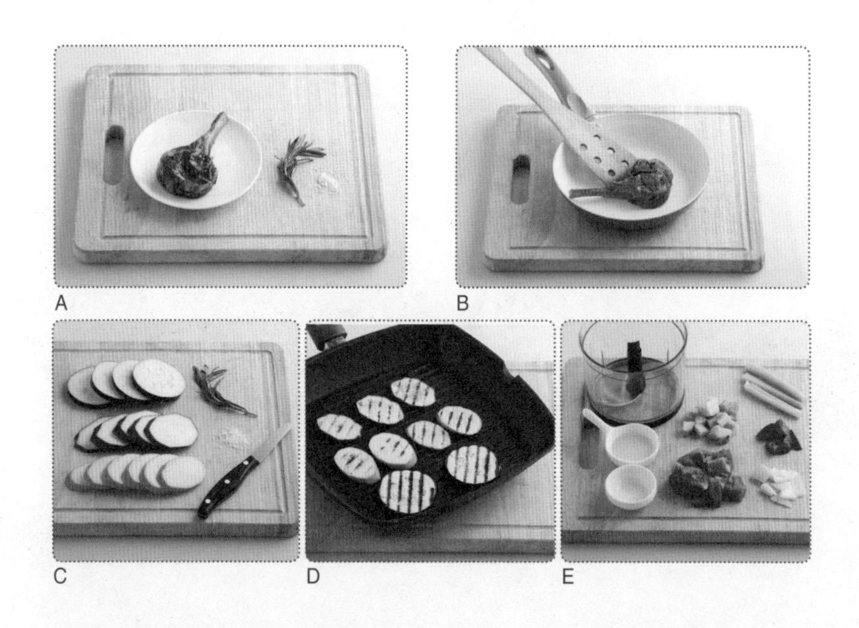

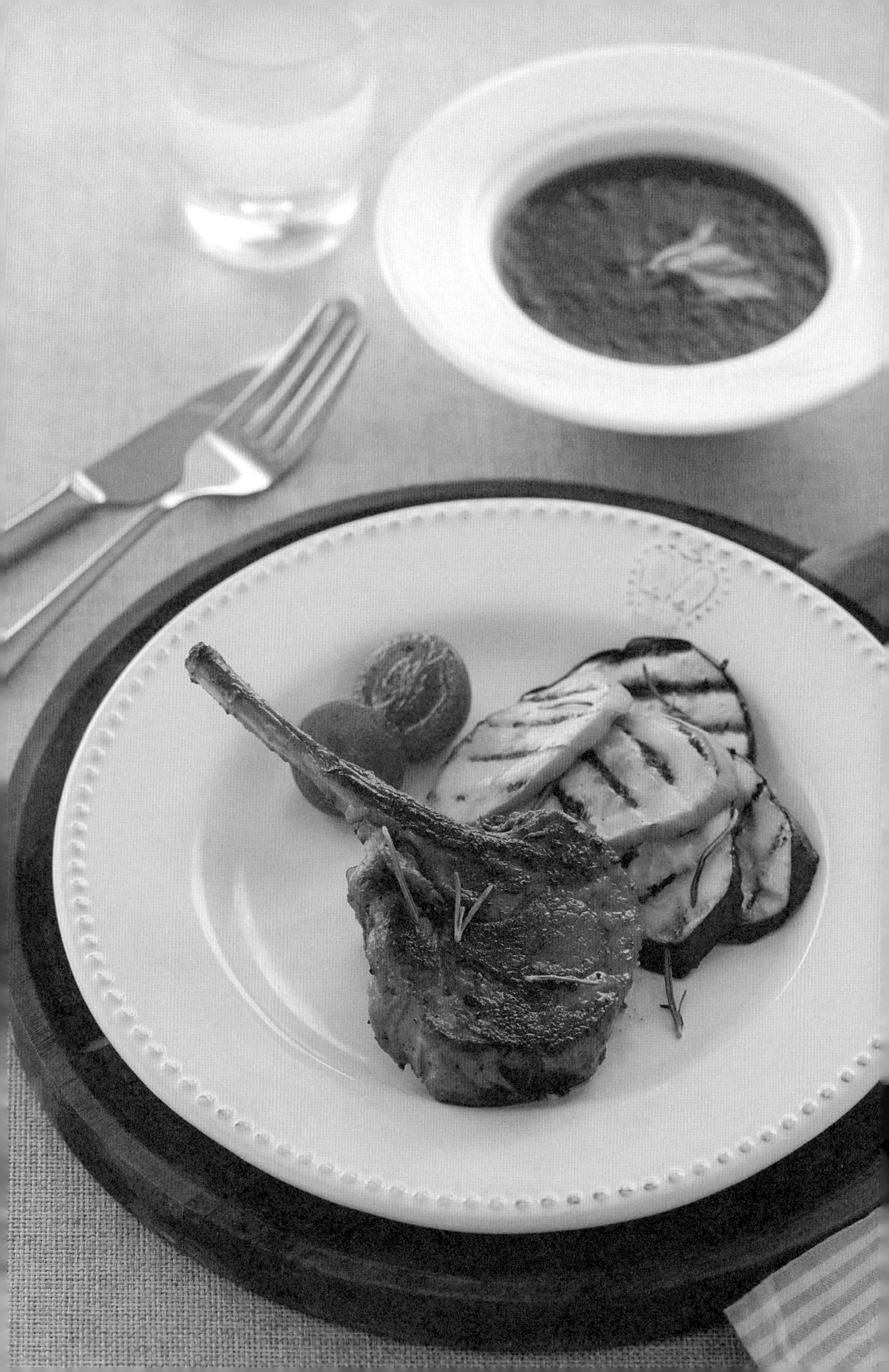

白蘿蔔燒鯽魚&清炒西蘭花

主料：鯽魚，白蘿蔔，西蘭花（花椰菜）

調料：鹽少量，蒜蓉，香蔥花

做法：白蘿蔔削去外皮切成細絲，先將鯽魚兩面煎上色，再放入足量水，大火燒沸後放入白蘿蔔絲和香蔥，加鹽繼續燒透。
西蘭花切成小朵，爆香蒜蓉後放入西蘭花和少許紅彩椒末翻炒均勻，最後調入鹽。

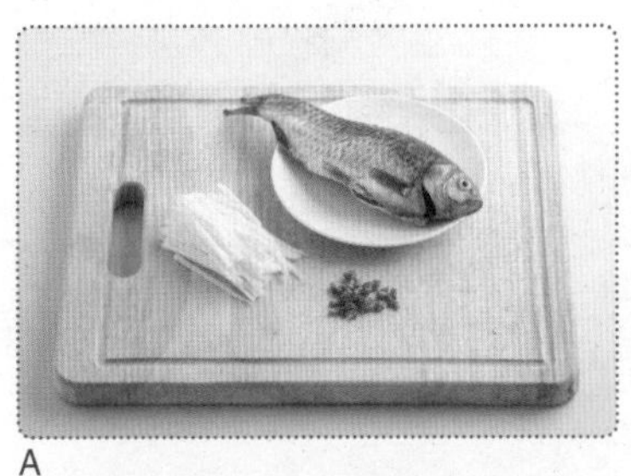
A

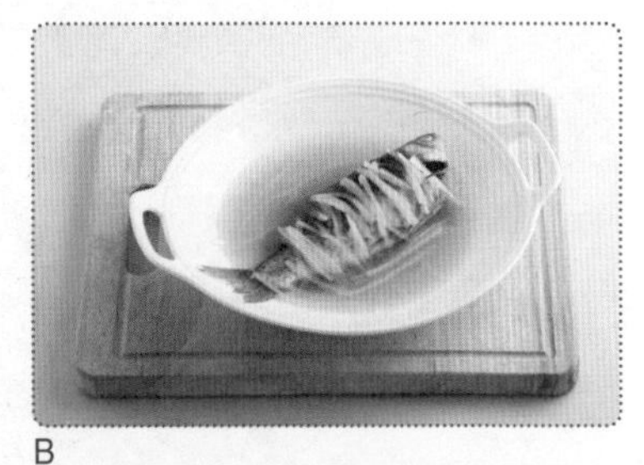
B

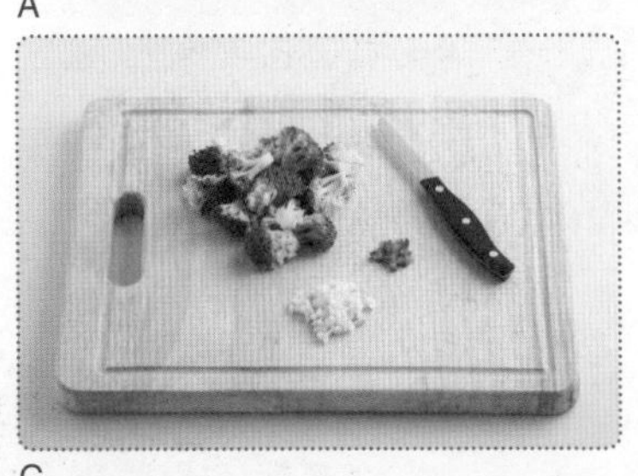
C

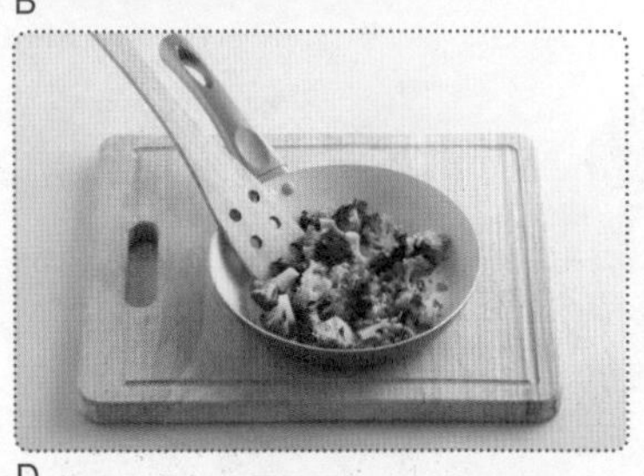
D

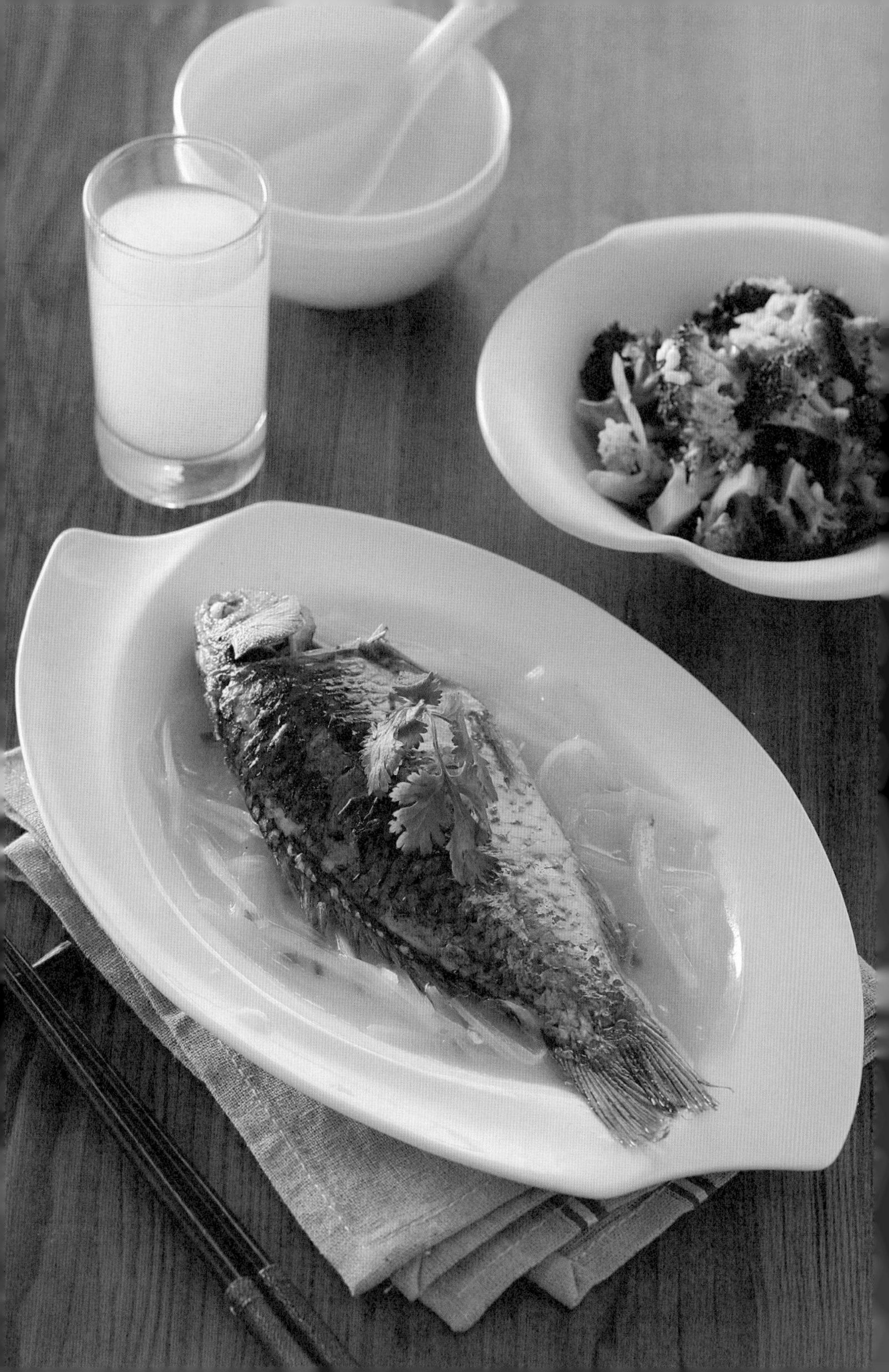

薏仁粥&西芹蘋果沙拉

主料：薏仁，西芹，蘋果

調料：亞麻籽油，義大利黑醋

做法：薏仁中加入足量水，大火燒沸後轉小火熬煮成粥。
西芹切斜片，蘋果切薄片，盛入盤中，調入亞麻籽油和義大利黑醋。

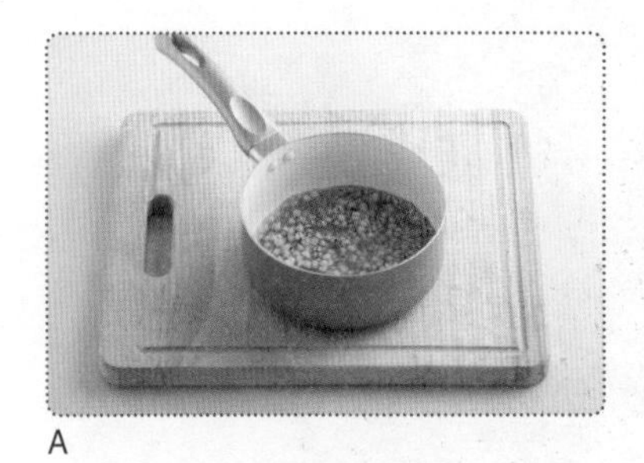
A

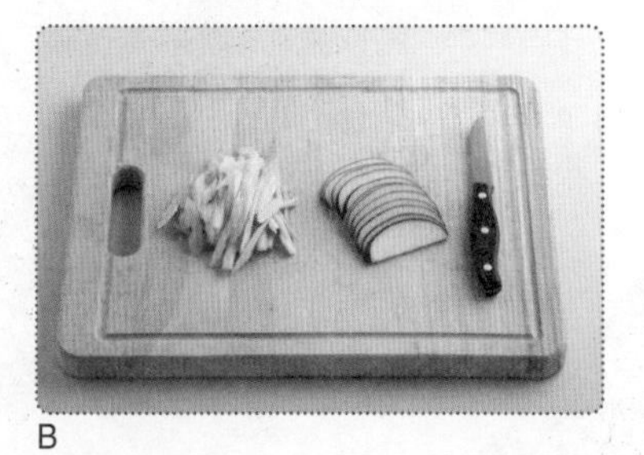
B

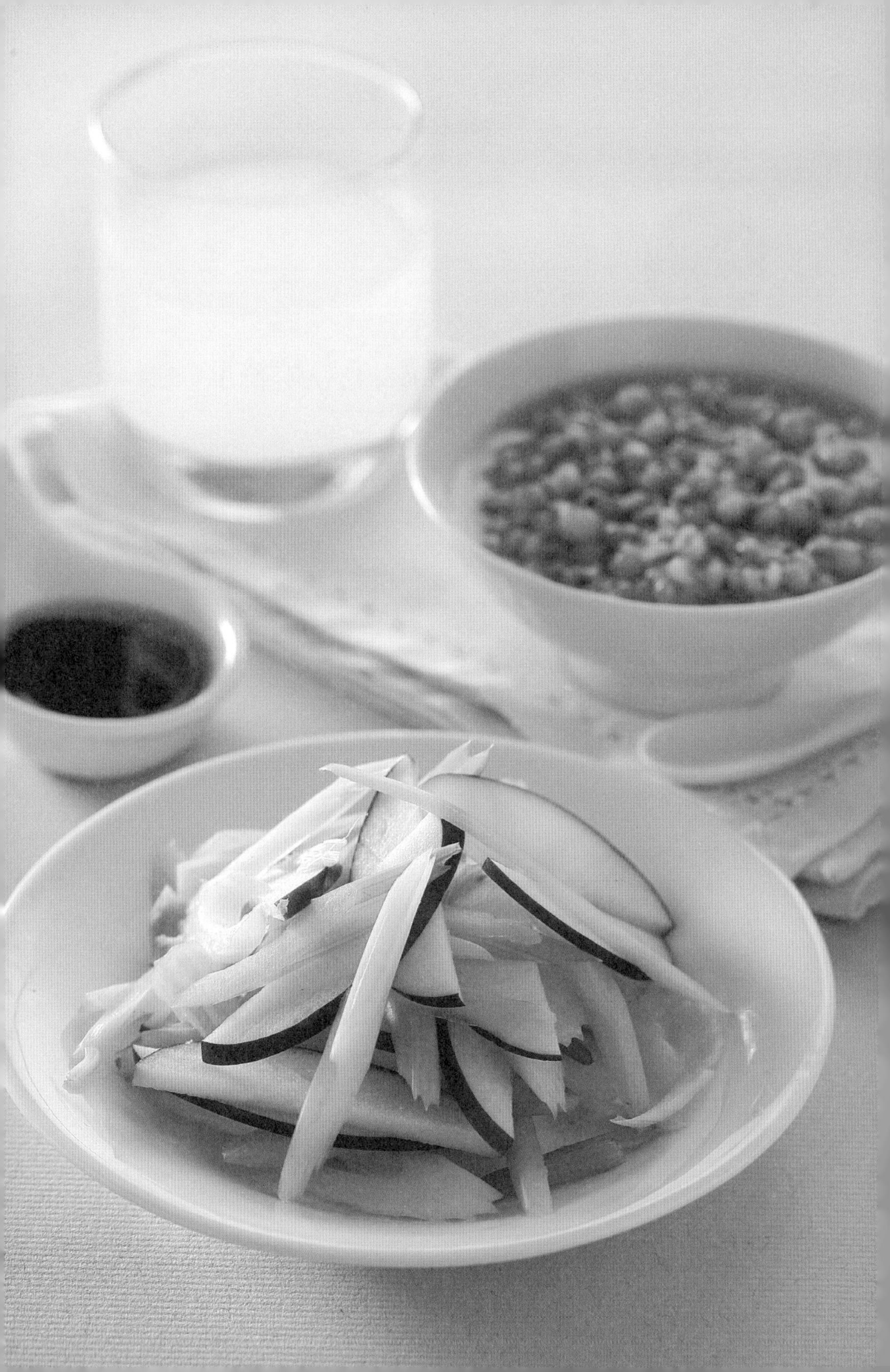

洋蔥炒牛柳&蝦仁燴豆腐&毛豆燒絲瓜

主料：牛柳，洋蔥，豆腐，蝦仁，毛豆，絲瓜

調料：鹽少量，香蔥花

做法：牛柳切片，洋蔥切細絲，鍋中炒香洋蔥絲，再放入牛肉翻炒熟，最後調入鹽。

豆腐切方塊，蝦仁用水汆燙熟，鍋中放入豆腐和蝦仁，加入少許水燒透，最後放入鹽和香蔥花。

絲瓜削去外皮切滾刀塊，鍋中放入絲瓜和毛豆翻炒片刻，加少許水燒透，最後調入鹽。

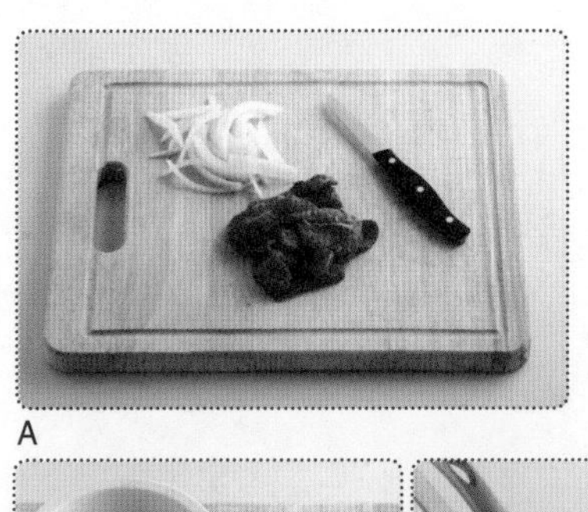
A

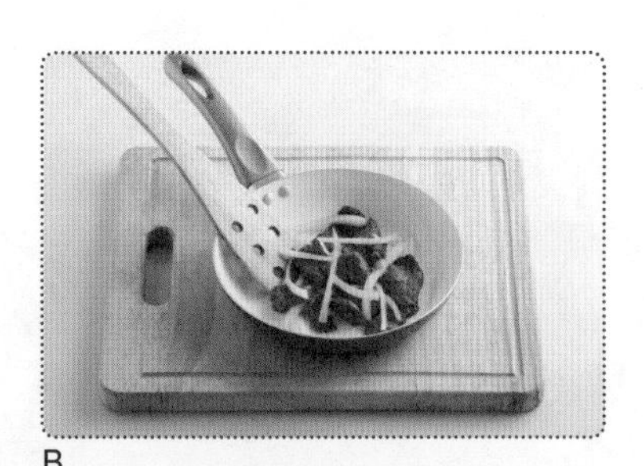
B

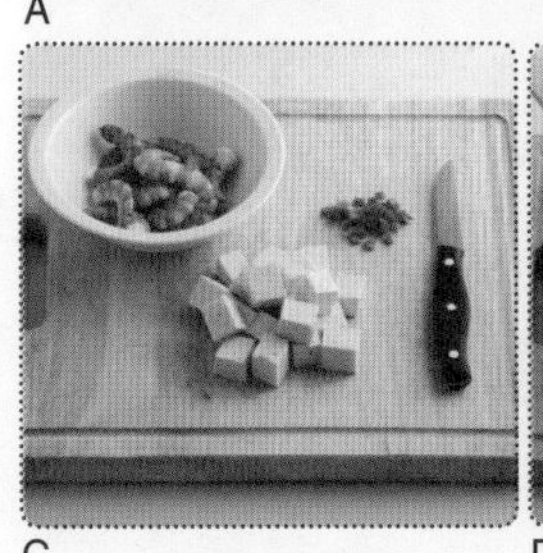
C

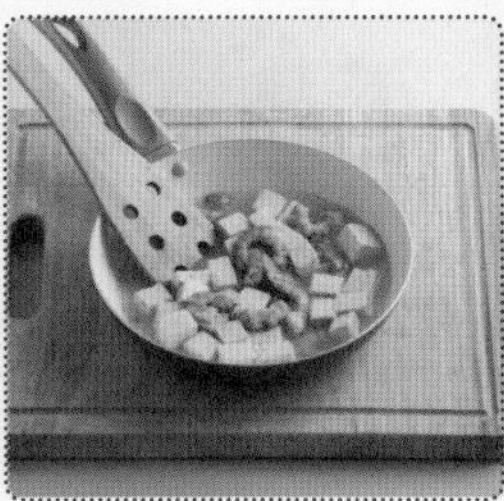
D

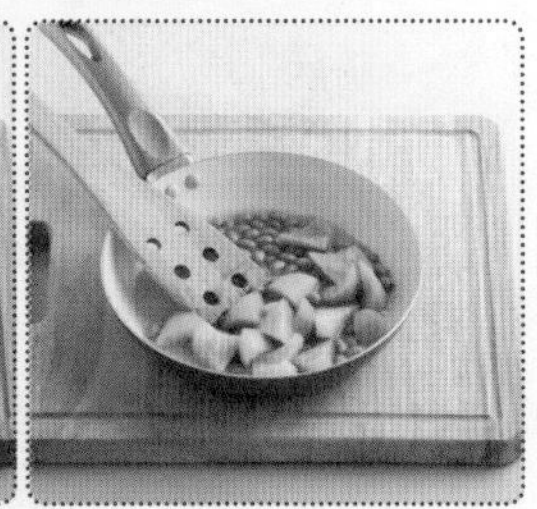
E

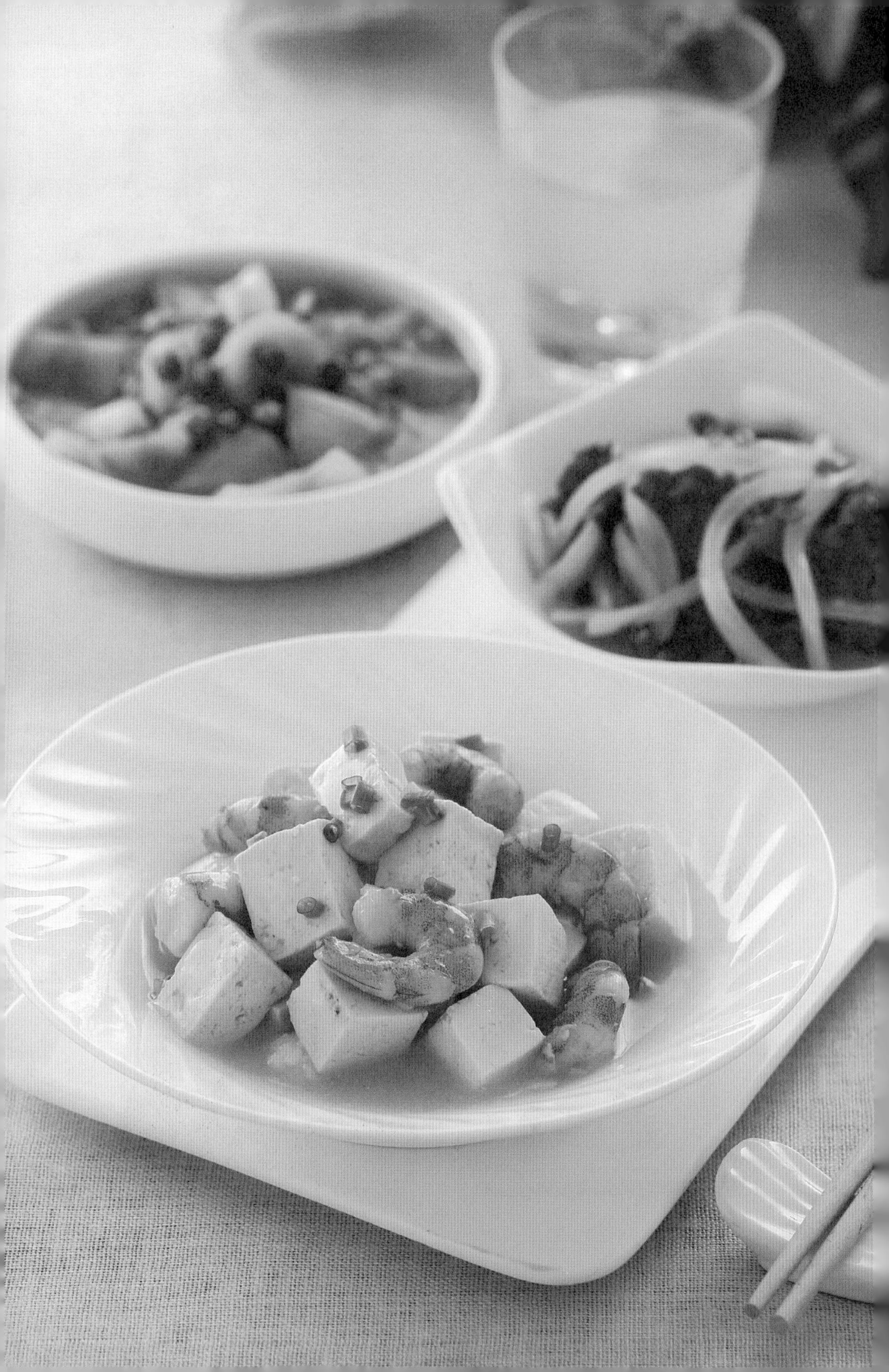

鱷梨三文魚塔&鐵扒菌菇

主料：三文魚（鮭魚），鱷梨（酪梨），口蘑，香菇

調料：鹽少量，亞麻籽油，迷迭香

做法：鱷梨去皮去核切成薄片擺入盤中，調入亞麻籽油和鹽，沸水中放入三文魚煮至八分熟，撈出掰碎放入模具中扣成圓柱狀放入盤中。

口蘑和香菇切厚片，調入鹽和迷迭香碎，再放入扒鍋中扒熟。

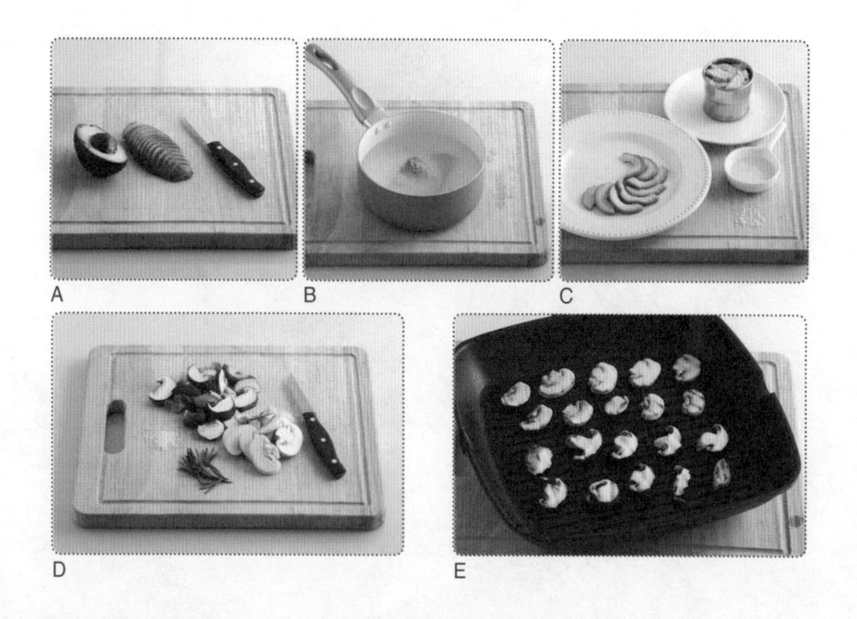
A B C
D E

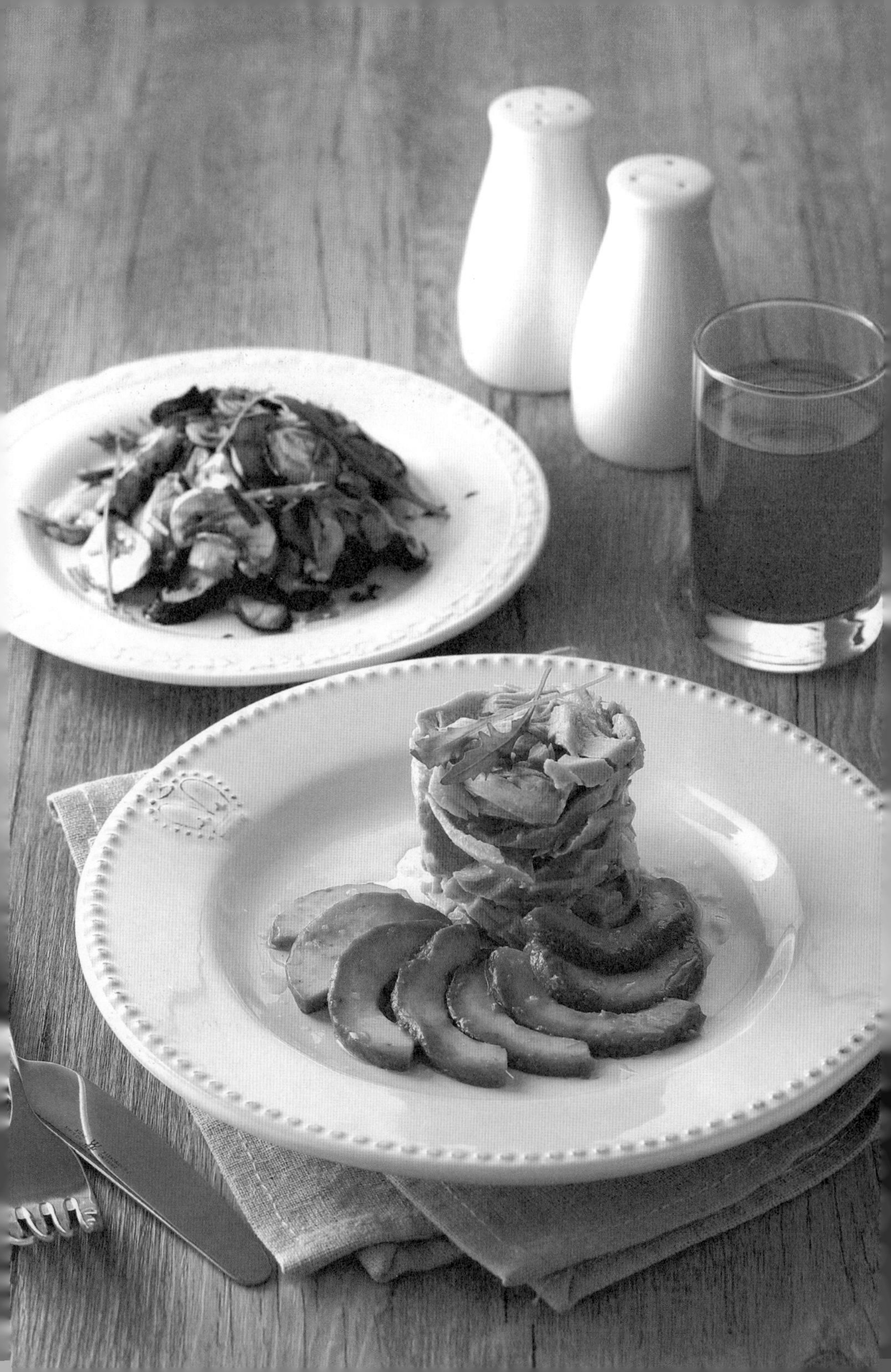

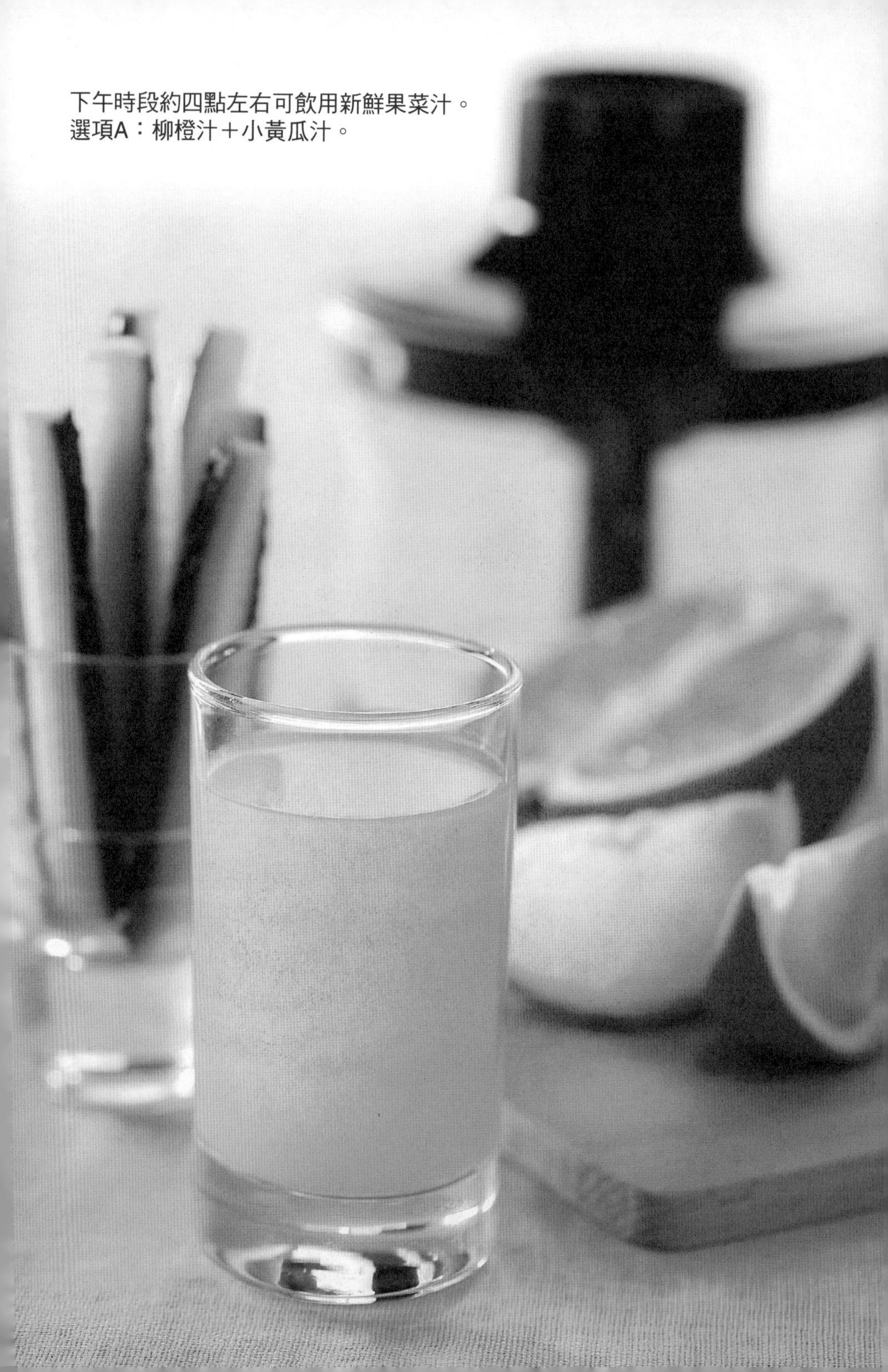
下午時段約四點左右可飲用新鮮果菜汁。
選項A：柳橙汁＋小黃瓜汁。

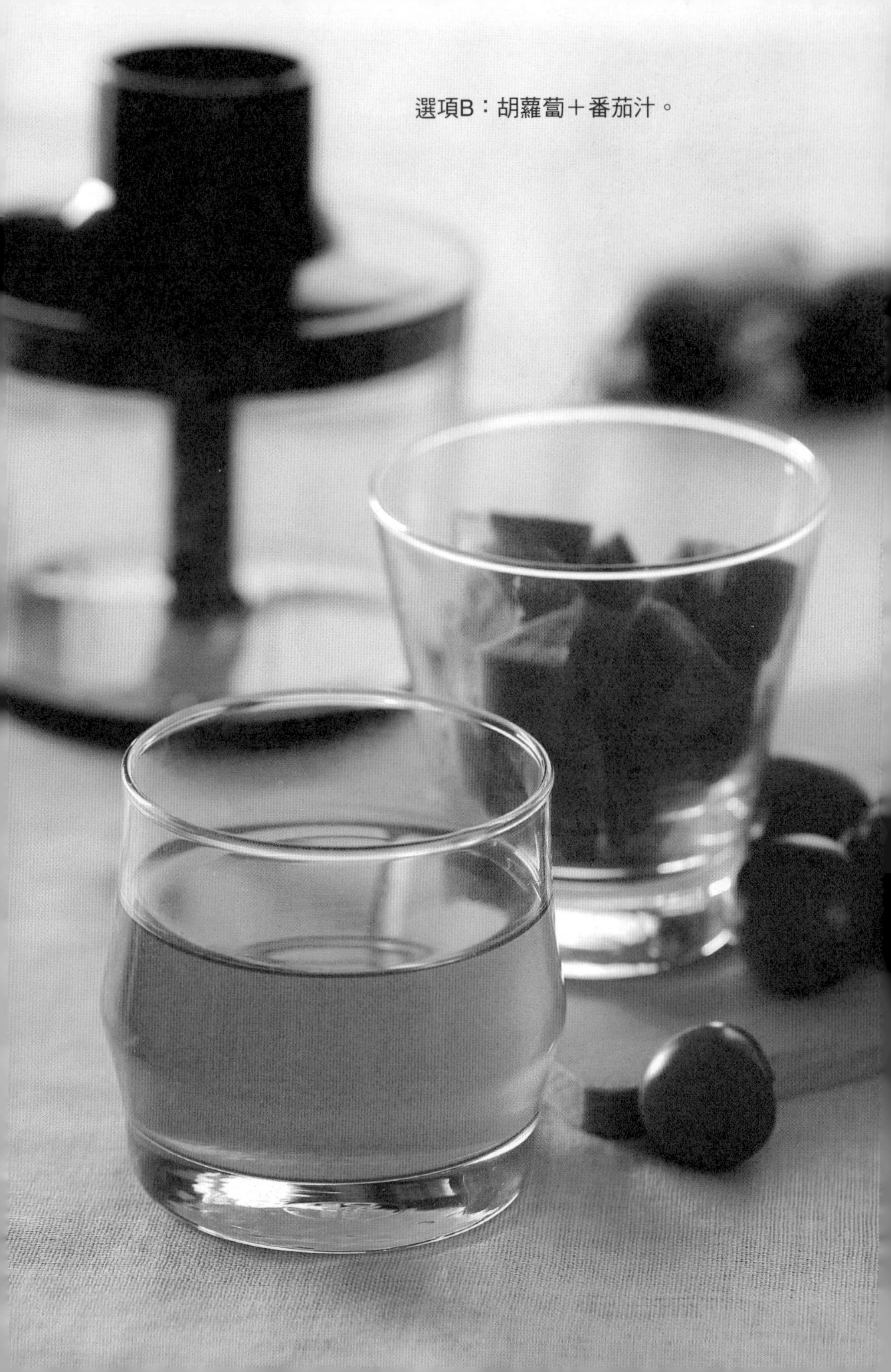

選項B：胡蘿蔔＋番茄汁。

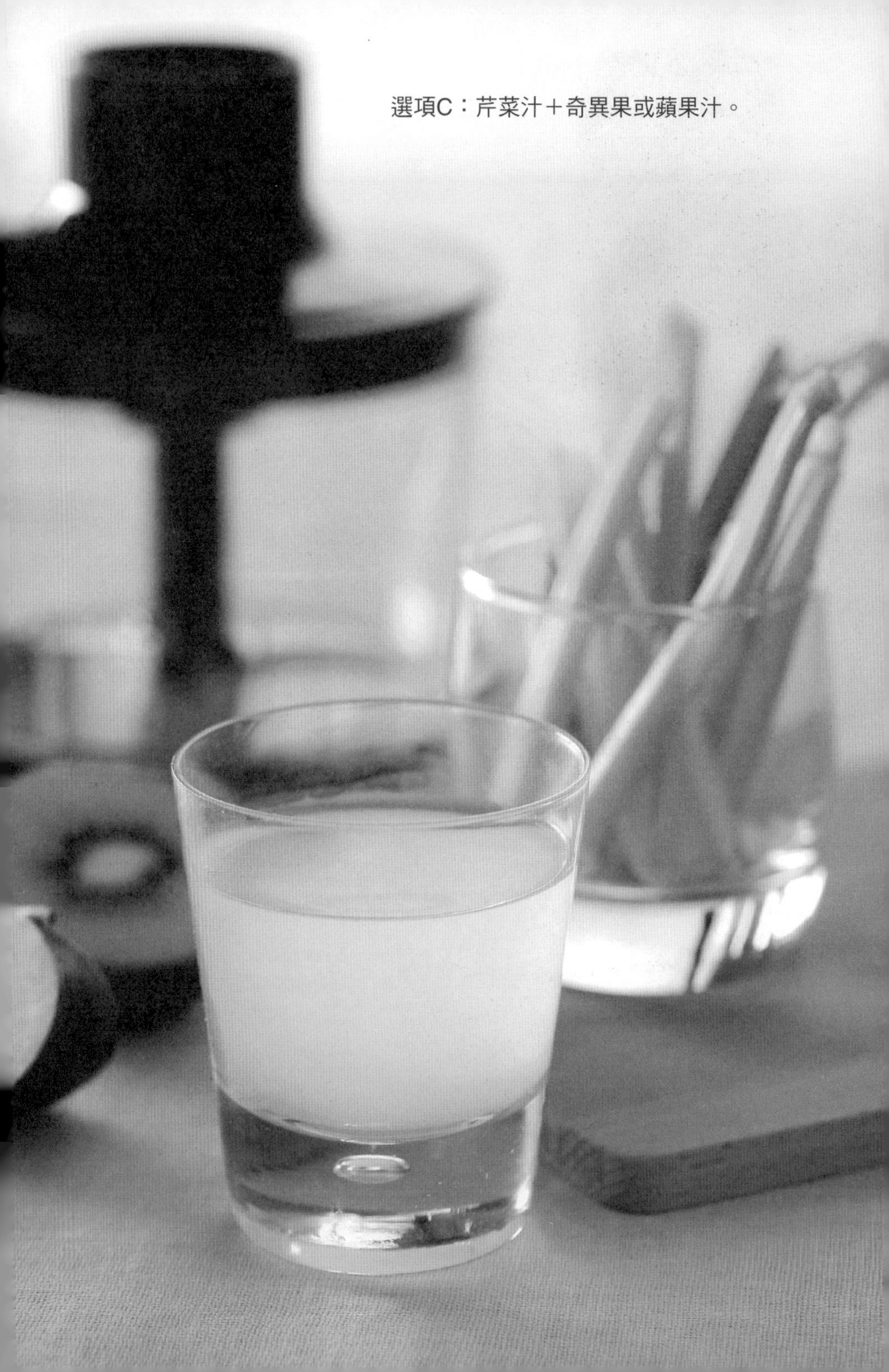

選項C：芹菜汁＋奇異果或蘋果汁。

PLUS 6

INK PUBLISHING

蕭夏博士生理時鐘基因療法

作　　者　蕭夏博士 Dr. Claude Chauchard
總 編 輯　初安民
責任編輯　鄭嫦娥
編　　譯　崔宏立
美術編輯　陳淑美
校　　對　呂佳真 鄭嫦娥

發 行 人　張書銘
出　　版　INK印刻文學生活雜誌出版有限公司
新北市中和區建一路249號8樓
電話：02-22281626
傳真：02-22281598
e-mail：ink.book@msa.hinet.net
網　　址　舒讀網 http://www.sudu.cc

法律顧問　巨鼎博發法律事務所
施竣甲律師
總 代 理　成陽出版股份有限公司
電話：03-3589000（代表線）
傳真：03-3556521
郵政劃撥　19000691 成陽出版股份有限公司
印　　刷　海王印刷事業股份有限公司

港澳總經銷　泛華發行代理有限公司
地　　址　香港新界將軍澳工業邨駿昌街7號2樓
電　　話　852-2798-2220
傳　　真　852-2796-5471
網　　址　www.gccd.com.hk

出版日期　2015 年 3 月　初版
ISBN　978-986-387-022-7

定價　290元

國家圖書館出版品預行編目(CIP)資料

蕭夏博士生理時鐘基因療法
／蕭夏博士作, -- 初版. -- 新北市：
INK印刻文學, 2015.02
224 面；14.8×21公分. --（Plus；6）
ISBN 978-986-387-022-7（平裝）
1.健康法
411.1　　104001572

〔特別感謝林伊倫先生親自操刀調理如此美味又營養的瘦身食譜〕